Josef Pies: Olivenblatt-Extrakt. Rückbesinnung auf ein jahrtausendealtes Heilmittel

VAK CONCEPT

Josef Pies

Olivenblatt-Extrakt

Rückbesinnung auf ein jahrtausendealtes Heilmittel

Illustriert von Christian Bob Born

VAK CONCEPT

VAK Verlags GmbH
Kirchzarten bei Freiburg

Vorbemerkung des Verlages
Dieses Buch dient der Information über Methoden der Gesundheitsvorsorge und Selbsthilfe. Wer sie anwendet, tut dies in eigener Verantwortung. Autor und Verlag beabsichtigen nicht, Diagnosen zu stellen oder Therapieempfehlungen zu geben. Die hier beschriebenen Verfahren sind nicht als Ersatz für professionelle medizinische Behandlung bei gesundheitlichen Beschwerden zu verstehen.

Bibliografische Information Der Deutschen Bibliothek
Die Deutsche Bibliothek verzeichnet diese Publikation in der Deutschen Nationalbibliografie; detaillierte bibliografische Daten sind im Internet über http://dnb.ddb.de abrufbar.

VAK Verlags GmbH
Eschbachstraße 5
79199 Kirchzarten
Deutschland
www.vakverlag.de

4. Auflage 2006

Lektorat: Monika Radecki
Umschlag: Hugo Waschkowski, Freiburg
Illustrationen: Christian Bob Born, Freiburg
Satz und Druck: J. P. Himmer, Augsburg
Printed in Germany
ISBN-10: 3-932098-76-5
ISBN-13: 978-3-932098-76-5

Inhalt

Einleitung

Seit Jahrtausenden wird der Ölbaum, sein wissenschaftlicher Name lautet Olea europaea, im Mittelmeerraum intensiv kultiviert und sowohl für die Ernährung als auch zur Behandlung von Krankheiten genutzt. Während vielen die positiven Eigenschaften der Frucht bzw. des aus ihr gewonnenen Öls schon lange bekannt sind, blieb dies bezüglich der Blätter des Olivenbaumes bisher nur einem kleinen Kreis vorbehalten. Erst jüngst begann man damit, die den Olivenblättern innewohnende Heilkraft wieder zu entdecken und wissenschaftlich intensiv zu erforschen.

Angereichert mit zahlreichen Fallberichten werden auf den folgenden Seiten die über mehrere tausend Jahre gesammelten Erfahrungen mit den vielfältigen heilsamen Eigenschaften des Ölblattes und seiner Inhaltsstoffe (vor allem Oleuropein) nahe gebracht. Selbstverständlich werden auch die modernen wissenschaftlichen Untersuchungen berücksichtigt.

Schon in der Bibel spielt das Ölblatt im Zusammenhang mit der Arche Noah eine besondere Rolle und die Ägypter nutzten es zum Mumifizieren. Die Bevölkerung im Mittelmeerraum weiß von jeher um die keimtötende Wirkung des Extraktes aus Olivenblättern und das Militär senkte im 19. Jahrhundert damit das Fieber verwundeter Soldaten. Später behandelte man in England Malaria-Patienten mit einem Tee aus Blättern des Olivenbaumes. Vor etwa vierzig Jahren wies man dann die keimtötende Wirkung seiner Inhaltsstoffe *wissenschaftlich* nach, und schon bald folgten Arbeiten, die den positiven Einfluss auf Herz-Kreislauf-Erkrankungen zeigten.

Natürlich wäre der beste Schutz, wenn man Krankheitserreger erst gar nicht an sich herankommen ließe. Aber nicht jeder wird wie Michael Jackson stets vermummt herumlaufen wollen, wohl wissend, dass selbst dies nicht sicher gegen Infektionen hilft. Ein Nachbar in der U-Bahn, ein anderer Kunde im Kaufhaus oder eine Arbeitskollegin überhäufen uns mit jedem Atemzug, jedem Niesen oder Husten mit Millionen von Keimen. Bei jedem Kuss werden Abermillionen Bakterien und Viren ausgetauscht und auf den Partner übertragen. Wer aber wollte schon deshalb darauf verzichten?

Es ist illusorisch, glauben zu wollen, man könne Infektionen mit Viren, Bakterien, Pilzen oder auch Parasiten vermeiden. Die Keime kommen überall zigmillionenfach um uns herum vor und gehören schlichtweg zu unserem Leben. Während es gegen Bakterien und Pilze bereits diverse chemische Arzneimittel gibt, ist ein solches Heilmittel gegen Viren noch nicht entwickelt worden. Außerdem haben sich inzwischen viele resistente Keime herausgebildet, gegen die die einstigen Wunderwaffen Antibiotika und Antimykotika immer machtloser zu werden scheinen.

Bei all dem ist aber auch zu berücksichtigen, dass sich im Laufe der Evolution nicht nur ein Gegeneinander, sondern auch ein Miteinander von Mensch, Bakterien, Pilzen und Viren entwickelt hat. Nicht jede Besiedlung mit einem Keim muss gleich zu einer Erkrankung führen. Im Gegenteil, es gibt sogar ausgesprochen wichtige und nützliche Mikroben, beispielsweise für eine gesunde Verdauung. Auch potenziell krank machende Keime müssen nicht zwingend eine Krankheit verursachen, solange das Immunsystem des betroffenen Menschen gut funktioniert. Daher ist eine insgesamt gesunde Lebensweise besonders wichtig. Ein wesentlicher Baustein kann dabei die Einnahme von Olivenblatt-Extrakt sein.

Das vorliegende Büchlein referiert über die unterschiedlichsten Erfahrungen verschiedener Anwender und Fachleute bei diversen Krankheiten und will so an die Nutzung des Olivenblatt-Extraktes heranführen.

Der Olivenbaum – eine Pflanze mit langer Geschichte

Wem öffnet sich bei den Worten „sonniger Süden“ nicht gleich vor dem geistigen Auge das Bild eines mediterranen Olivenhaines, verbunden mit der Sehnsucht nach einem erholsamen Urlaub am Mittelmeer? Und wer diese Gegend erlebt hat, wird die Meinung teilen, dass der die Landschaft des Mittelmeerraumes prägende Olivenbaum, auch Lebensbaum genannt, ein ganz besonderes Gewächs ist.

Ihm kam schon lange vor unserer Zeitrechnung besondere Bedeutung zu. Und auch heute noch sind seine Früchte und das daraus gewonnene Olivenöl in der Küche sehr begehrt. Dass auch der Olivenzweig sehr wertvoll ist, mag dadurch symbolisiert sein, dass er sogar Teil des Friedenssymbols der Vereinten Nationen ist. Und die weiße Taube mit dem Olivenzweig im Schnabel steht weltweit als Symbol des Friedens.

Die Geschichte der Kultivierung des Olivenbaumes begann – wohl zunächst in Südost-Anatolien und Mesopotamien – mit der Entwicklung von Staatsgebilden bereits vor 6.000, manche sagen vor 8.000 Jahren. In der Tat sind ein stabiles sozioökonomisches Gefüge und ausreichende botanische und landwirtschaftliche Kenntnisse für die Kultivierung notwendig. Die Bedeutung des Baumes und seiner Früchte ist eng verflochten mit den jeweiligen kulturellen, politischen und religiösen Tendenzen einzelner Epochen. Entsprechend seiner Bedeutung bildeten sich auch zahlreiche Mythen um den Olivenbaum und seine Entstehung heraus.

Es wird vermutet, dass die Phönizier als Händler und Schifffahrer den Ölbaum aus Kleinasien ans Mittelmeer brachten. So fand man auf Kreta die älteste, 3.000 Jahre alte, Spur einer Olive in Europa. Im Laufe der Zeit züchteten die mediterranen Menschen aus einem stacheligen Busch mit kleinen großkernigen Früchten dornenfreie Bäume mit fleischigen Früchten voller Öl. Aber schon vor 6.000 Jahren erntete man in der Gegend des heutigen Syrien und Palästina Früchte, deren Öl als Brennstoff für Lampen und für die Hautpflege genutzt wurde.

In der hebräischen Kultur wurde Olivenöl zum Segnen (u. a. der Bundeslade und der Priester) verwendet. Auch in der Bibel taucht der Ölbaum mehrfach auf, zunächst in der Genesis im Zusammenhang mit der Arche Noah und bei Ezechiel. Schließlich verbrachte Jesus seine letzten Stunden in Freiheit unter einem Olivenbaum im Garten Gezemaneh.

Die Griechen schrieben der Göttin Athene zu, während eines Streites mit Poseidon den ersten Olivenbaum auf der Akropolis gepflanzt zu haben – versehen mit der Gabe, die Dunkelheit zu erleuchten, Wunden zu heilen und Nahrung zu spenden. Von ihm stammen angeblich alle späteren Ölbäume Athens ab. Auf der attischen Münze wurde das Haupt der Göttin, umkränzt von einem Olivenzweig, dargestellt.

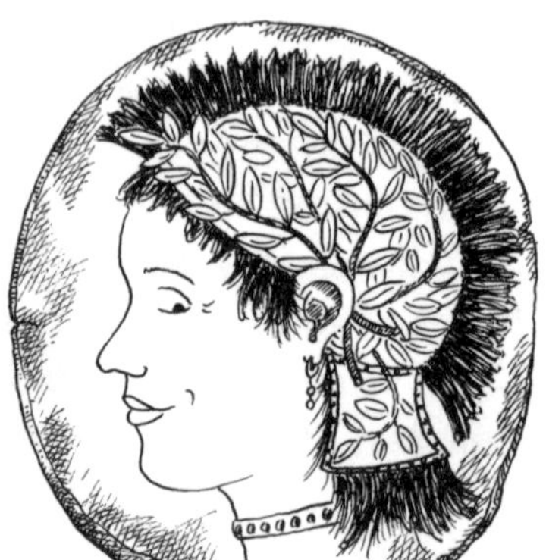

Diese Sage hatte weitreichende Konsequenzen. So war es bei Todesstrafe verboten, einen Olivenbaum zu fällen. Später wurde diese Strafe etwas abgemildert. Der Schänder wurde enteignet und verbannt. Einer der sieben Weisen, Solon, legte in seiner Verfassung für Athen u. a. auch die Art der Kultivierung des Ölbaumes fest, so z. B. den Abstand zweier Bäume zueinander.

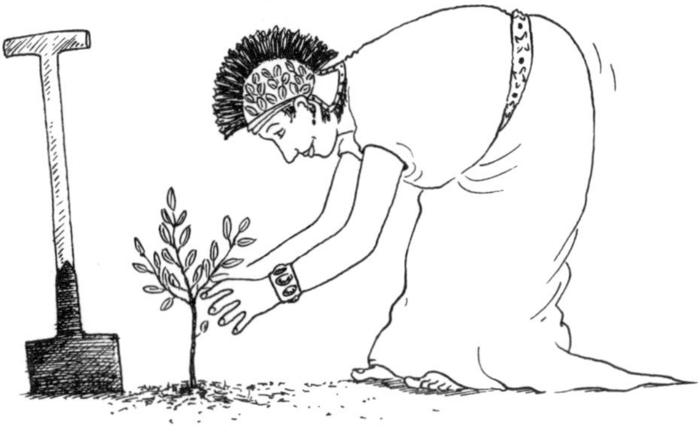

Olivenöl war zu jener Zeit das einzige Exportgut Athens, das in speziellen Amphoren transportiert wurde. Es wird angenommen, dass ein erwachsener Athener jährlich mehr als 50 Liter Olivenöl verbrauchte. Diese Menge teilte sich folgendermaßen auf:

Geschätzter jährlicher Olivenöl-Verbrauch eines „alten Griechen"

- für die Körperpflege (Hygiene): 30 Liter
- als Nahrungsmittel: 20 Liter
- als Schmieröl und für Beleuchtung: 2 Liter
- als Arzneimittel: $^1/_2$ Liter

Hippokrates von Kos (460–377 v. Chr.), einer der berühmtesten Ärzte aller Zeiten, verschrieb schon vor 2.500 Jahren Olivenöl zur Heilung von Geschwüren, Cholera und Muskelschmerzen. Sicher wusste auch er um die heilende Wirkung von Olivenblättern.

Die Römer sorgten schließlich für eine weite Verbreitung des Olivenbaumes und verbesserten zugleich dessen Kultivierung. In Nordafrika besaßen die Herrscher Olivenhaine mit hunderttausenden von Bäumen und Ölmühlen, deren Betrieb von zahllosen Sklaven aufrechterhalten wurde. In Rom wurde Olivenöl intensiv genutzt. Jahrhundertelang diente es als Nahrung, Heilmittel, Kosmetikum, zur Körperpflege und Beleuchtung, aber auch als Schmieröl.

Im Mittelalter wurde Olivenöl dann vorübergehend knapp und die noch vorhandenen Haine gehörten größtenteils dem Klerus, so wie es sich in Weinanbaugebieten vielerorts mit den Weinbergen verhielt. Damals verwendete man das Öl in erster Linie zu liturgischen Zwecken. Erst gegen Ende des Mittelalters erlebte das Olivenöl dann eine erneute Blütezeit.

War der Olivenbaum früher auf die geographische Einheit Mittelmeerraum beschränkt, so wird er aufgrund der gestiegenen wirtschaftlichen Bedeutung, auch von Olivenblättern, in der Neuzeit fast weltweit kultiviert. Dennoch sind 98 % des Olivenöls nach wie vor mediterranen Ursprungs.

Heute kennt man mehr als 100 Olivenbaumsorten mit großen, kleinen, dicken, länglichen, spitzen und sonst wie gestalteten Früchten. Und weltweit werden 800 Millionen Olivenbäume auf 24.850.000 Morgen Land bewirtschaftet. Sie produzieren jährlich 9 Millionen Tonnen Oliven, wovon 800.000 Tonnen zum Verzehr bestimmt sind.

Die vielen 300–800 Jahre alten Olivenbäume belegen die Robustheit und gute Immunabwehr dieser Pflanzen. Aufgrund ihrer natürlichen Waffe, unter anderem dem in allen Pflanzenteilen enthaltenen Oleuropein, sind sie nämlich gegen viele Krankheiten gefeit und kaum ein Schädling vermag ihnen etwas anzuhaben. Der Olivenbaum ist tatsächlich so robust wie kaum eine andere Pflanze und gedeiht sogar auf kargen Böden, bei

Trockenheit und großer Hitze. In unseren Breiten gibt es inzwischen einen Trend, sich ein Stück des sonnigen Südens in Form von Olivenbaum-Topfpflanzen nach Hause zu holen. Auch das macht der Lebensbaum mit.

Übrigens: Noch heute sollen in Spanien in einigen ländlichen Gebieten Frauen Olivenzweige im Haus verteilen, weil sie glauben, dadurch ihre Ehemänner ‚gefügig' halten zu können.

Das vielfältige Potential des Olivenbaumes

- Die Früchte und deren Öl dienen der Nahrung.
- Aus dem harten, buntscheckigen Holz werden Souvenirs (z. B. Schmuckschatullen) geschnitzt.
- Jahrhundertelang diente Olivenöl als Lampenöl zur Beleuchtung.
- Olivenöl wurde jahrhundertelang als Schmiermittel für Wagenräder (und später für Maschinen) verwendet.
- Olivenöl dient der Körperpflege und als Kosmetikum.
- Die Blätter und die Frucht werden zu Heilzwecken verwendet.
- Olivenöl hatte bei Juden und Christen sakrale Bedeutung.

Der Olive bzw. dem Olivenöl wird schon seit längerer Zeit große Aufmerksamkeit zuteil. Überhaupt hat unsere Zeit unter dem Gesundheitsaspekt die mediterrane Küche entdeckt. So vermeldete die *Ärzte-Zeitung* am 5. April 2000, dass das Krankenhaus in Rothenburg ob der Tauber aus der Erkenntnis heraus, dass sich das positiv auf koronare Herzerkrankungen, Diabetes mellitus und Krebserkrankungen auswirkt, stets auch ein mediterranes Menü auf dem Speiseplan anbietet.

In dem kleinen süditalienischen Dorf Campodimele ist man ohnehin davon überzeugt, dass es die Ernährung ist (zu der ganz selbstverständlich auch ein Glas Olivenöl täglich gehört), der die

Einwohner ihr hohes Alter zu verdanken haben. Ihr Durchschnittsalter liegt 20–30 Jahre über dem der übrigen Europäer und die 100 werden hier leicht erreicht.

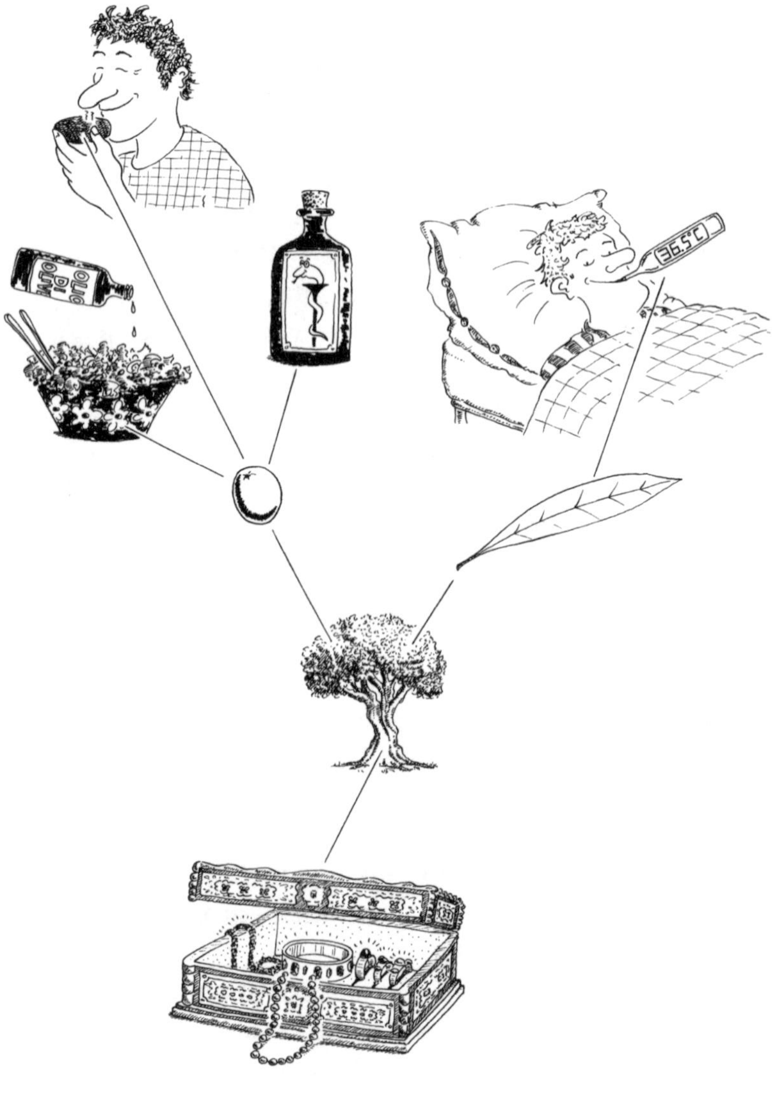

Aus der Geschichte des Olivenblattes

Schon in Alten Testament wird das Ölb*latt* erwähnt. Erst als eine von Noah ausgesandte Taube mit einem frisch gepflückten Ölblatt im Schnabel zur Arche zurückkehrte, wusste er, dass die Sintflut vorbei und neues Leben auf die Erde zurückgekehrt war. Er konnte also mit der Neubesiedlung beginnen. Diese Bibelstelle wird den meisten Lesern so vertraut sein wie Pablo Picassos Bild, das daran anknüpft.

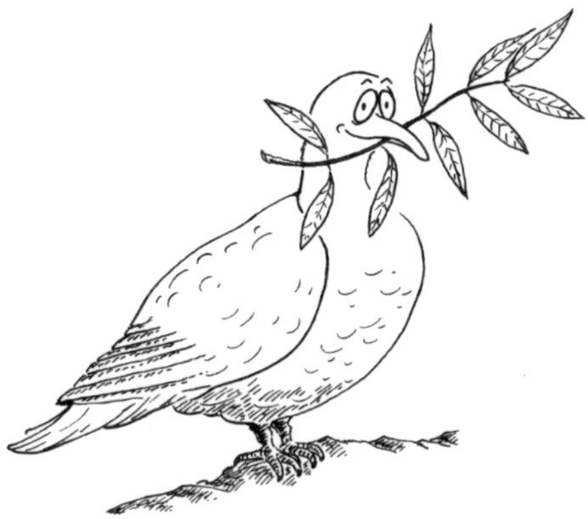

Wahrscheinlich ist auch mit dem bei Ezechiel erwähnten Lebensbaum, dessen Früchte als Speise und die Blätter als Heilmittel dienen sollten, der Ölbaum gemeint. Und in der schon erwähnten griechischen Sage um die Göttin Athene dürfte sich die vorausgesagte Heilkraft des Olivenbaumes sowohl auf seine Früchte als auch auf seine Blätter bezogen haben.

Für die Ägypter symbolisierte das Blatt des Olivenbaumes göttliche Macht und sie nutzten sein Öl, zusammen mit anderen Ingredienzen, zur Mumifizierung ihrer Könige. Aufgrund der antimikrobiellen Eigenschaften der Inhaltsstoffe hatten sie damit eine gute Wahl getroffen und konnten so ihre Herrscher guten Gewissens in die Ewigkeit entlassen.

Im Mittelmeerraum wurde das Ölblatt von jeher bei vielen Krankheiten verwendet. So beispielsweise bei Infektionen, Fieber und Schmerzen. Auch in unseren Breiten war die heilsame Wirkung der Olivenblätter früh bekannt. So verabreichte die heilkundige Benediktinerin Hildegard von Bingen (1098–1179) Tee aus der Rinde des Ölbaumes gegen Gicht. Mit dem Tee aus Olivenblättern behandelte die als Begründerin der wissenschaftlichen Naturgeschichte geltende Heilige Magenverstimmungen und Verdauungsbeschwerden.

Im Krieg zwischen Spanien und Frankreich (Anfang des 19. Jahrhunderts) wunderte sich das französische Militär darüber, dass die verwundeten Soldaten der Gegenseite so schnell wieder einsatzbereit waren. Bald aber fanden sie des Rätsels Lösung: Die spanischen Wundärzte behandelten ihre fiebrigen Soldaten mit einem aus den Blättern des Olivenbaumes gebrühten, grünen, bitter schmeckenden Tee. Sie machten sich also diese durch Tradition überlieferte fiebersenkende Wirkung zunutze. Schon bald nachdem die Franzosen das Rätsel gelüftet hatten, bevorzugten auch sie das neue Mittel statt der bis dahin eingesetzten Chinarinde.

Später analysierte der 1811 in der französischen Fremdenlegion in Spanien dienende Arzt Etiene Pallas die wirksamen Inhaltsstoffe des Olivenblattes und beschrieb u. a. eine kristallisierbare Substanz, die er *Vauqueline* nannte. Dieser Stoff war seiner Meinung nach in erster Linie für die Fiebersenkung verantwortlich. Er beschrieb den extrahierten Stoff (den er dann auch auf einer griechischen Insel zur Fiebersenkung verwendete) als bitter und farblos mit leicht seltsamem Geruch und gut wasserlöslich.

Da auch die Malaria mit Fieberschüben einhergeht, verwendeten vor allem die Engländer für die aus ihren Kolonien an Malaria erkrankten Heimkehrer ab der ersten Hälfte des 19. Jahrhunderts den bitter schmeckenden Tee aus den Blättern des Olivenbaumes. 1854 wurde die Heilwirkung der Olivenblätter bei Malaria in einer wissenschaftlichen Zeitschrift beschrieben (Hanbury 1854).

Anfang des 20. Jahrhunderts konnte man dann einen bitteren Stoff aus den Blättern isolieren, den man später *Oleuropein* nannte. Er ist mitverantwortlich für die hohe Widerstandskraft des Olivenbaumes. Aber erst in den 1960er-Jahren begann man mit der systematischen wissenschaftlichen Erforschung des Ölblattes. So konnte schon bald die bakterizide und viruzide Wirkung seiner Inhaltsstoffe nachgewiesen werden. Vor allem in den USA häufen sich seit 1995 die positiven Erfahrungen bei zahlreichen Infektionskrankheiten, hervorgerufen durch Bakterien, Viren, Retroviren, aber auch durch Pilze und Parasiten (z. B. Bandwürmer).

Damit jedoch nicht genug. In der wissenschaftlichen Literatur wird auch ein positiver Einfluss auf kardiovaskuläre Erkrankungen (mittels Erhöhung der Elastizität der Arterienwände und der Verbesserung des Blutflusses) beschrieben. Dazu gehören Blutdrucksenkung, ein positiver Einfluss auf den Lipidstoffwechsel (Hemmung der Oxidierung von LDL) sowie eine Normalisierung des Blutzuckerspiegels. Aufgrund dieser vielfältigen positiven Eigenschaften verdienen die Blätter des Olivenbaumes und der daraus gewonnene Extrakt unsere ganz besondere Aufmerksamkeit.

Auch die Deutschen Paracelsus-Schulen erwähnen auf ihrer Homepage die blutdruck- und fiebersenkende Wirkung von Tee aus Olivenblättern.

Übrigens: Nicht nur unter dem Aspekt der Heilung, auch für Gourmets sind Olivenblätter eine Besonderheit. Während die meisten Ölproduzenten vor dem Pressen nach jahrtausendealten Methoden beim Säubern auch die Blätter entfernen, werden sie von einigen Ölmüllern mit verarbeitet. Das verleiht dem Öl eine grünliche Farbe und einen leicht bitteren Nachgeschmack. Dieser ist bei Ölgourmets besonders beliebt.

Und: Auch in die Literatur hat das Ölblatt Eingang gefunden. Etliche Dichter und Lyriker knüpfen gerne an die Genesis an und greifen das Bild der Taube, die ein Ölblatt im Schnabel trägt, auf.

Olivenbaum und Ölblatt – geschichtliche Highlights

vor 6000 Jahren	Beginn der Kultivierung des Olivenbaumes
vor 4000 Jahren	Die Ägypter nutzen u. a. das Öl aus dem Olivenblatt zur Mumifizierung
vor 3000 Jahren	Die Phönizier bringen vermutlich den Olivenbaum von Kleinasien nach Europa. In Griechenland steht auf das Fällen eines Ölbaumes die Todesstrafe.
vor 2500 Jahren	Olivenöl ist Bestandteil der griechischen Medizin.
vor 2000 Jahren	Jesus verbringt seine letzten Stunden in Freiheit unter einem Olivenbaum im Garten Gezemaneh. Die Römer nutzen Olivenöl sehr intensiv.
vor 1000 Jahren	Die heilige Hildegard von Bingen empfiehlt Tee aus Olivenblättern gegen Magenschmerzen und Verdauungsprobleme.
vor 500 Jahren	Die Kultivierung des Olivenbaumes gewinnt nach einem Rückgang im Mittelalter wieder stark an Bedeutung.
vor 200 Jahren	Die spanische Armee behandelt mit Ölblatt-Tee das Fieber ihrer Soldaten.
vor 150 Jahren	In England ist der Tee aus Olivenblättern populär gegen Malaria.
vor 50 Jahren	Wissenschaftler beginnen intensiv mit der Erforschung des Olivenblatt-Extraktes.
vor 5 Jahren	Olivenblatt-Extrakt wird in den USA erstmals in einer breiten Palette von der Pharmaindustrie angeboten (heute bereits zwei Dutzend Anbieter).

(Die Jahreszahlen sind sehr grobe ca.-Angaben!)

Oma ist die Beste!

Die Besinnung auf Traditionen kann sehr wichtig sein. Das weiß Walker (1997) an einem eindrucksvollen Beispiel zu berichten; die schon fast nostalgisch anmutende Geschichte sei hier in der gebotenen Kürze wiedergegeben:

Der in den USA lebende 44 Jahre alte Vizepräsident eines Sicherheitsunternehmens, italienischer Herkunft, entwickelte urplötzlich schwerste Gesundheitsprobleme, und zwar Tremor (Zittern) beider Hände und eine Schlaffheit der Arme. Es wurde schon bald so schlimm, dass er kaum noch einen Telefonhörer halten konnte. Im März 1996 gesellten sich dann ein Zittern des linken Augenlides und ein schlurfender Gang hinzu, sowie leichtes Fieber und chronische Kopfschmerzen. Seine Ärzte unterzogen ihn für teures Geld den modernsten Untersuchungsmethoden, ohne zunächst jedoch eine Erklärung für die Krankheit zu finden. Später tippten sie auf eine Virusinfektion und gaben sich damit zufrieden, nichts dagegen tun zu können. Mit anderen Worten, man gab den Patienten auf.

Nach weiteren aufwendigen Untersuchungen erfuhr er lediglich, dass er nicht an einer der bekannten neurologischen Erkrankungen wie Morbus-Parkinson oder Multipler Sklerose litt, sondern von einem seltenen ECHO-Virus befallen war. Solche ECHO-Viren, von denen 34 Typen bekannt sind, können beim Menschen unter anderem fieberhafte Erkrankungen der Atmungsorgane und der Lunge verursachen, aber auch Encephalitis (Gehirnentzündung), Meningitis (Hirnhautentzündung) oder Lähmungen. Wegen der gefährlichen Nebenwirkungen, die eine antivirale Therapie in seinem Fall hätte verursachen können, lehnte der Patient jede weitere Behandlung ab. Er gab sich geschlagen und fügte sich in sein Schicksal.

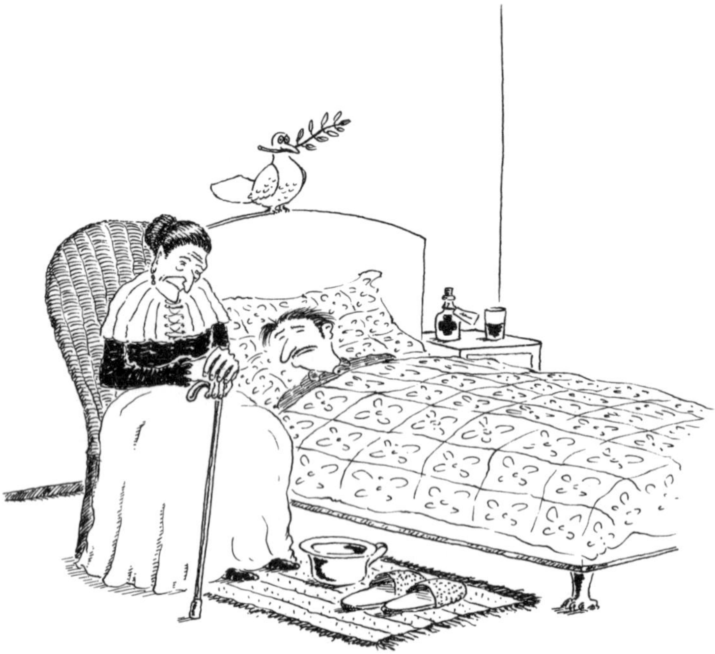

Bald versammelte sich die gesamte Großfamilie mitfühlend bei dem Patienten. Auch die 98-jährige Großmutter war dabei und sie war es schließlich, die ihrem Enkel die Rettung brachte. Sie erinnerte ihn daran, dass er früher in Italien als kleines Kind täglich einen grünen Gesundheitstrunk zu sich nehmen musste, dessen bitteren Geschmack er aus Ehrfurcht vor der Großmutter in Kauf genommen hatte. Sie erinnerte ihn auch daran, dass er damals so gut wie nie krank gewesen war. Aber dass dieses Getränk aus den Blättern des Olivenbaumes ihm nun helfen könnte, das wollte ihm nicht einleuchten. Die Großmutter hatte aber wieder vorgesorgt und gleich einen Vorrat des Getränkes mitgebracht. Sie überredete ihren schwer kranken Enkel, es ihr zuliebe noch einmal damit zu versuchen. Er tat es und erfreute sich schon bald wieder bester Gesundheit.

Rechts gegen links – Antwort auf eine Streitfrage

Oft wird behauptet, die Elenolsäure (das ist das wirksame Spaltprodukt des Olivenblatt-Inhaltsstoffes Oleuropein) könne im Körper gar keine Wirkung entfalten, da das Molekül von Bluteiweißen abgefangen werde. Für diejenigen, die sich mit dieser Frage näher beschäftigen möchten, sei hier der Vollständigkeit halber eine kurze Erläuterung gegeben. *Andere Leser mögen dieses Kapitel einfach überspringen.* Haben Sie bitte Verständnis dafür, dass vieles nur angerissen werden kann, um Weitläufigkeit zu vermeiden.

Der Wirkstoff Oleuropein ist ein bitteres, wasserlösliches und säureempfindliches Glykosid mit der Summenformel $C_{25}H_{32}O_{13}$. Es gehört zu den Iridoiden, einer Stoffgruppe, bei der ein Kohlenwasserstoff-Atom durch D-Glucose ersetzt ist. Iridoide sind in der Pflanzenheilkunde weit verbreitet – und auch *Ihnen* sind mit Sicherheit Beispiele dafür geläufig. So ist wohl jedem Baldrian bekannt, dessen beruhigende Wirkstoffe (die Valepotriate) ebenfalls zu dieser Stoffgruppe gehören. Auch die entzündungshemmenden Wirkstoffe von Augentrost sind Iridoide.

Das *Europäisches Institut für Lebensmittel und Ernährungswissenschaften* (siehe Literatur) definiert den Wirkstoff Oleuropein folgendermaßen: „*Das bittere Glykosid ist wasserlöslich und säureempfindlich. Wird es gespalten, steigt die Fettlöslichkeit stark an, so dass sich der Wirkstoff im Öl anreichert. Das Aglykon Oleuropein zerfällt weiter in Elenolsäure und ß-3-4-Dihydroxyphenylethylalkohol. Elenolsäure wirkt antimikrobiell, ihr Lacton hypotensiv [blutdrucksenkend]. Durch die Diphenoloxidase bildet sich aus dem Oleuropein die typische schwarze Farbe.*“

Es gibt etliche Beispiele dafür, dass Iridoide von der Natur als Abwehrstoffe eingesetzt werden. So nutzen einige Ameisenarten z. B. Iridodial, um ihre Gegner kampfunfähig zu machen. Und das Iridomyrmexin hat eine stärkere insektizide Wirkung als DDT!

Das Calcium-Salz der Elenolsäure, das Ca-Elenolat [$(C_{11}H_{13}O_6)^2Ca$], wirkt vermutlich eher zusammen mit der Eiweißhülle eines Viruspartikels als über die Hemmung der Neukleinsäure. Das Salz der Elenolsäure wurde 1969 von dem Virologen Dr. Harold Renis, einem Mitarbeiter des Pharmaunternehmens *Upjohn*, gegen eine Vielzahl der damals bekannten Viren getestet. Er schreibt (Renis 1970): „*Wir haben festgestellt, dass Calcium-Elenolat viruzid [Viren vernichtend] bei einem breiten Spektrum von Viren in vitro [im Labor] ist. (...) Alle Viren, gegen die Calcium-Elenolat getestet wurde, waren in höchstem Maße inaktivierbar.*“

Zugleich stellte man fest, dass der Wirkstoff extrem sicher und nicht toxisch ist. Allerdings fand man auch, dass die im Labor hergestellte linksdrehende Elenolsäure eine Verbindung mit Serumproteinen (Eiweiße im Blut) eingeht und dadurch inaktiviert wird. Die Wissenschaftler mussten also davon ausgehen, dass sie im Organismus des Menschen keine keimtötende Wirkung entfalten könne, wenn sie von Bluteiweißen abgefangen und dadurch inaktiviert werden würde. Warum Oleuropein (bzw. sein Spaltprodukt, die Elenolsäure) trotzdem seine heilsame Wirkung entwickeln kann, wurde erst viele Jahre später entdeckt. Einige Wissenschaftler hatten sich nämlich nicht von der weiteren Forschung abhalten lassen, auch nachdem *Upjohn* die Entwicklung abgebrochen hatte. Des Rätsels Lösung ist die folgende:

Durch Hydrolyse (Spaltung einer Verbindung durch Wasser) werden Glycosid- und Esterbrücken gespalten. Das Hydrolyseprodukt des Oleuropeins ist die Elenolsäure, die in erster Linie für die therapeutischen Effekte verantwortlich zeichnet. Die Elenolsäure kommt also nicht natürlicherweise im Olivenblatt vor, sondern entsteht erst nach der Aufnahme in den Körper als Spaltprodukt des Oleuropeins. Dafür sorgen die Enzyme (+)-2-epielenolische Säure und ß-Glucosidase. Sie spalten die Esterbindungen des linksdrehenden Oleuropeins und erzeugen die rechtsdrehende Elenolsäure. Diese bindet nicht an Serumproteine im Blut, wie es das linksdrehende Gegenstück tut. Damit lässt sich erklären, warum die Versuche von dem Pharmaunternehmen *Upjohn* vor Jahren abgebrochen wurden. Die von den dortigen Wissenschaftlern benutzte linksdrehende Variante hatte in vitro (im Labor) hervorragend funktioniert, in vivo (im Lebewesen) aber versagt, da sie von den Serumproteinen abgefangen und damit unbrauchbar gemacht wurde.

Mit anderen Worten: Nimmt man Oleuropein auf, wird es im Körper gespalten und die rechtsdrehende Elenolsäure kann ihre Wirkung im Organismus (Senkung des Blutdruckes, Abtöten von Mikroorganismen etc.) entfalten, während die linksdrehende abgefangen wird.

Im Olivenöl sind noch weitere Iridoide enthalten, deren pharmakologische Wirkung jedoch noch nicht ausreichend erforscht ist. In einem Arzneipflanzen-Lexikon werden folgende „*Wirksame Inhaltsstoffe der Blätter*“ aufgeführt (Braun 1979): „*Oleuropein, Oleosid, ein Pseudosaponin (Glykoside), organische Säuren, wachs- und gummiartige Substanzen, Bitterstoffe, Oleosterol (kristallisierter Alkohol), Oleanol (Phenol).*“

Die Heilwirkungen des Olivenblatt-Extraktes

Olivenblatt-Extrakt und Herz-Kreislauf-Erkrankungen

Herz-Kreislauf-Erkrankungen stehen ganz oben in der Skala der Todesursachen. Daher interessierte man sich schon sehr früh dafür, ob auch die Wirkstoffe im Olivenblatt-Extrakt diese Erkrankungen positiv beeinflussen können. Immerhin sind die Einwohner der Mittelmeerländer weniger davon geplagt, als Menschen in unseren Breiten.

Nachdem Dr. Mazet aus Nizza als Erster den blutdrucksenkenden Effekt von Ölbaumblättern beschrieben hatte, wurde dies von dem Phytotherapeuten Leclerc 1935 bestätigt. 1951 erfolgte dann eine nähere Beschreibung der dafür verantwortlichen Komponenten und in den 1960er-Jahren schloss sich der weitere wissenschaftliche Nachweis durch italienische Forscher an. Man fand einen vasodilatorischen Effekt (Erweiterung der Blutgefäße) auf die glatte Muskulatur, d. h. also, dass der Blutdruck gesenkt wird, indem die Arterien elastischer gemacht werden.

Außerdem fand man heraus, dass sich der Blutfluss verbessern lässt und Krämpfen des Verdauungstraktes vorgebeugt werden kann. Im Labor ließen sich sogar durch Barium oder Calcium ausgelöste Herzrhythmusstörungen behandeln. Auch bulgarische Forscher konnten eine Blutdrucksenkung um bis zu 68 % messen. Sie stellten ebenfalls fest, dass durch Olivenblatt-Extrakt der koronare Blutdruck signifikant verbessert und Herzrhythmusstörungen beseitigt werden können. Wie das beim Menschen aussehen kann, schildert folgender Erfahrungsbericht:

Erfahrungsbericht bei Vorhofflimmern (nach Walker 1997)

Der 61-jährige Schuhverkäufer C. H. aus Kanada litt seit zwei Jahren an Vorhofflimmern, einer besonders unangenehmen Art von Herzrhythmusstörungen. Seine Ärzte verordneten Digoxin, Betablocker, Calciumantagonisten, Antikoagulanzien und vieles mehr. Die Beschwerden wurde er aber nicht los. Daher empfahl man ihm einen Herzschrittmacher, den er aber ablehnte. Daraufhin rieten ihm zwei führende Kardiologen, seine familiären Angelegenheiten in Ordnung zu bringen. Sie hatten ihn aufgegeben. Von einem Arzt für Ganzheitsmedizin wurde der Patient dann aber auf Olivenblatt-Extrakt aufmerksam gemacht – mit Erfolg. „Nach dreimonatiger Einnahme von Olivenblatt-Extrakt-Kapseln kann ich wieder Holz hacken, Spaziergänge machen ..."

Auch der Arzt Privitera (Privitera 1996) hat Patienten beschrieben, deren Herzrhythmusstörungen durch Präparate mit dem Extrakt aus Olivenblättern behoben werden konnten. Ein älterer Herr mit schweren Arrhythmien berichtete ihm, dass sich diese innerhalb von nur acht Tagen seit Einnahme enorm besserten. Bei einer Frau mit leichten Arrhythmien war ebenfalls eine Besserung zu beobachten. Nach Absetzen des Präparates stellten sich die Herzrhythmusstörungen jedoch bald wieder ein.

Der Bulgare Dr. Viktor Petkov (Petkov 1972) untersuchte den blutdrucksenkenden, antiatheromatösen (der so genannten Arterienverkalkung entgegenwirkenden) und Koronararterien erweiternden Effekt von 50 verschiedenen Pflanzen. Er schreibt: *„Olivenblätter, Folia oleae, als Dekokt [durch Erhitzen im Wasserbad hergestellter Pflanzenauszug] oder Tinktur [mit Äthanol oder Äther hergestellter Auszug] verabreicht, werden als blutdrucksenkendes Mittel empfohlen. Dieser Heilungseffekt von*

Olivenblättern wurde schon 1935 von dem französischen Phytotherapeuten Leclerc beschrieben. Es wurde angenommen, dass der blutdrucksenkende Effekt auf den Cholin ähnlichen Substanzen beruht, die in Olivenblättern enthalten sind.“ Auch Prof. Braun führt in seinem Arzneipflanzen-Lexikon (Braun 1979) die Wirkung der Inhaltsstoffe der Ölbaumblätter aus.

Olivenblatt-Extrakt und Fettstoffwechsel

Fettstoffwechselstörungen, sprich erhöhte Cholesterinwerte, bedeuten ein hohes Risiko, an Atherosklerose (im Volksmund Arterienverkalkung) zu erkranken. Vor allem die Ernährungsgewohnheiten der Wohlstandsgesellschaft sind es, die dieser Zivilisationskrankheit massiv Vorschub leisten. Die angeborenen, genetisch bedingten Fettstoffwechselstörungen machen nur einen verschwindend geringen Teil aus. Sicher, auch gegen diese Erkrankung wurden potente Arzneimittel entwickelt. Aber auch hier gilt: Man lässt es besser erst gar nicht zur Entgleisung des Fettstoffwechsels kommen, die chemischen Lipidsenker haben nämlich teilweise erhebliche Nebenwirkungen. Daher ist es höchst erfreulich, dass auch der Extrakt aus Olivenblättern, der ja als ungiftig und gut verträglich gilt, ebenfalls in der Lage ist, den Gehalt an LDL-Cholesterin (die schädliche Fettkomponente) zu verringern.

Eine an der Universität Mailand durchgeführte Studie zeigte 1995, dass Oleuropein, der wichtigste Wirkstoff im Olivenblatt, biochemische Abläufe beeinflusst, die für die Verhärtung von Arterien und damit die Entstehung von Atherosklerose verantwortlich sind. Vor allem dem Einfluss auf die Oxidation (siehe folgendes Unterkapitel) von LDL kommt in diesem Zusammenhang besondere Bedeutung zu – LDL ist das Cholesterin, das durch die Bildung von Plaques für Gefäßerkrankungen (Atherosklerose) verantwortlich ist. Gleichzeitig wird nach Angaben des Herstellers eines Produktes aus ganzen Olivenblättern (man spricht dabei von Totum) auch das Verhältnis von HDL zu LDL verbessert. In dem Beipackzettel heißt es: *„Rund 1,2 g Totum des Olivenblattes täglich führten bei Versuchen bereits nach 15 Tagen zu einer signifikanten Abnahme überhöhter Cholesterinwerte. Innerhalb dieser positiven Veränderung kam es gleichzeitig zu einem besseren Verhältnis der Lipoproteine: der LDL-Anteil (schädliches Cholesterin) reduzierte sich, der des guten HDL-Cholesterins nahm zu.“*

Auch andere Studien stützen den Befund, dass Oleuropein oxidationshemmende Eigenschaften besitzt. So konnte eine mediterrane Forschergruppe um Visioli 1994 im Versuch zeigen, dass es die durch Kupfersulfat künstlich hervorgerufene Oxidation von LDL verhindert. Die Autoren stellten fest (Visoli 1994): *„Die Vorbehandlung von LDL mit Oleuropein bei so geringen Konzentrationen von 10^{-5} M reduzierte signifikant den Verlust von Vitamin E und die damit verbundene Lipid-Peroxidation.“* Dadurch, so schlussfolgerten sie weiter, wird atherosklerotischen Erkrankungen vorgebeugt.

Antioxidantien und Radikalenfänger – was ist denn das?

Zum besseren Verständnis der oxidativen Eigenschaften und der damit verbundenen Schutzwirkung des Oleuropeins sei hier ein kurzer Ausflug in die Chemie gestattet. Die Zusammenhänge sollen dabei möglichst knapp, aber verständlich dargelegt werden. Wer sich vertiefend mit der Materie auseinander setzen möchte, möge sich weitere Fachliteratur besorgen, und wem diese Zusammenhänge nicht so wichtig sind, der mag zum folgenden Kapitel übergehen.

Sicher wissen Sie, dass jedes Atom aus noch kleineren Bausteinen, und zwar den Neutronen (neutrale Teilchen), Protonen (positiv geladen) und Elektronen (negativ geladen), zusammengesetzt ist. Dabei befinden sich die Protonen und Neutronen im Atomkern und die Elektronen auf einer Umlaufbahn um den Kern (ähnlich wie die Planeten um die Sonne). Manche Atome und Moleküle (die ja aus Atomen aufgebaut sind) haben mehr Elektronen als Protonen (sie sind negativ geladen) und anderen fehlen Elektronen (sie sind positiv geladen). Man spricht dann von Ionen. Nur bei den Edelgasen herrscht ein Ausgleich der Ladungen vor. Daher sind die meisten Atome bestrebt, sich mit anderen Atomen oder Molekülen zusammen zu lagern und dadurch ihre Ladung zu neutralisieren. Dabei teilen sie sich Elektronen miteinander. Man spricht dann von gepaarten Elektronen, im Gegensatz zu ungepaarten Elektronen. Gibt ein Atom ein Elektron an ein anderes ab, spricht man von Oxidation, erhält ein Partner ein Elektron, heißt dieser Vorgang Reduktion.

Bei den zahllosen unterschiedlichen chemischen Reaktionen im Organismus entstehen verschiedene Zwischenprodukte, die ungepaarte Elektronen enthalten. Diese sehr reaktionsfreudigen Zwischenprodukte des Stoffwechsels nennt man freie Radikale (z. B. Sauerstoffradikale). Sie versuchen mit aller Gewalt, einem anderen Molekül das fehlende Elektron zu entreißen. Dieses wird dann seinerseits zu einem Radikal und es entsteht eine Kettenreaktion, denn das so geschädigte Molekül tut gleiches mit einem anderen und so fort. Auf diese Weise können lebenswichtige Stoffe (wie z. B. Vitamine oder Adrenalin) zerstört und Körperzellen geschädigt werden. Neben den im Körper durch ganz normale Stoffwechselvorgänge entstehenden freien Radikalen gibt es auch solche, die durch äußere Einflüsse entstehen (z. B. durch Autoabgase, Zigarettenrauch, Arzneimittel usw.).

Nun gibt es Moleküle, die die Aufgabe übernehmen, solche Radikale abzufangen, man spricht von Radikalenfängern oder Antioxidantien. Weil sie ein Elektron abgeben, nennt man sie auch Elektronenspender oder -donatoren (lat. donare = geben).

Sie schützen den Organismus vor den gefürchteten Schäden (Krebs, zu schnelle Alterung etc.), die durch freie Radikale verursacht werden. Einige dieser lebenswichtigen Moleküle sind allgemein bekannt, nämlich Vitamin E, Vitamin C, Carotinoide oder Q10.

Manche Antioxidantien stellt der Körper selbst her, andere müssen mit der Nahrung aufgenommen werden. Zu Letzteren zählen auch die Inhaltsstoffe des Olivenblattes, wie z. B. das Oleuropein. Seine antioxidative Wirkung ähnelt der von Flavonoiden, die jedem von Ihnen bekannt sind. Flavonoide sind nämlich solche Pflanzeninhaltsstoffe, die für die Färbung von Blütenblättern verantwortlich sind und z. B. gehäuft in Traubenzucker, Rosskastanienblüten und den Schalen von Zitrusfrüchten vorkommen. Wie diese Flavonoide wirken auch die Inhaltsstoffe des Olivenblattes als Antioxidantien und schützen den Körper damit vor den gefährlichen Folgen der hoch aktiven Radikale.

Auch die Empfehlung, abends ein Glas Rotwein zu trinken, beruht auf der Kenntnis des darin befindlichen hohen Gehaltes an Flavonoiden, deren Oxidationsschutz vor den schädigenden Wirkungen freier Radikale jedoch nur bei mäßigem Genuss zum Tragen kommt. Andernfalls überwiegen die Gefahren eines Alkoholmissbrauchs.

Der Aufnahme größerer Mengen an Radikalenfängern durch die mediterrane Kost schreiben Wissenschaftler teilweise das geringere Vorkommen koronarer Herzerkrankungen und Krebserkrankungen im Mittelmeerraum zu.

Ein Unternehmen machte sich die antioxidierenden Eigenschaften des Olivenblatt-Extraktes für die Entwicklung einer Gesichtspflegecreme zunutze, denn – so der Beipackzettel – *„der Olivenblatt-Extrakt mit seinen mächtigen antioxidierenden Eigenschaften bekämpft nachhaltig freie Radikale, die für die*

Alterung der Epidermiszellen verantwortlich sind". Das Unternehmen bietet auch gleichzeitig eine Handcreme und ein Shampoo mit Olivenblatt-Extrakt an.

Olivenblatt-Extrakt bei Diabetes mellitus

Neben den Fettstoffwechselstörungen stellt auch die Zuckerkrankheit eine folgenschwere Stoffwechselentgleisung dar. Es gibt zwar verschiedene Ursachen und Formen der Zuckerkrankheit, die am besten bekannte ist jedoch der Altersdiabetes. Während beispielsweise der vorwiegend bei Kindern und Jugendlichen auftretende Diabetes Typ I auf Insulinmangel beruht, liegt dem Typ II eine verminderte Insulinwirkung zugrunde. Eine Zuckererkrankung bedarf einer exakten Einstellung mittels entsprechender Ernährung und Medikamente.

Es war wieder eine mediterrane Forschergruppe, und zwar aus dem spanischen Granada (Gonzales 1992), die entdeckte, dass auch der Inhaltsstoff des Olivenblattes Oleuropeosid in einer Konzentration von 16mg/kg Körpergewicht blutzuckersenkend wirkt. Dabei ist der genaue Wirkmechanismus noch nicht bekannt.

Die Erfahrung hat gelehrt, dass sich durch Olivenblatt-Extrakt die Einnahme von Medikamenten zumindest verringern lässt. So berichtet das Unternehmen *Contact Allergy Research/Nutricology Inc.* von einer 15-jährigen Patientin mit Jugenddiabetes, die 350 Einheiten Insulin pro Tag benötigte. Durch die Einnahme von Olivenblatt-Extrakt gelang es ihr, die Tagesdosis auf 220 Einheiten zu senken.

Der Arzt Privitera erwähnt nach Aussage desselben Unternehmens weitere Fälle. Bei einem älteren Priester ließ sich der Blutzucker nach drei Monaten von 450 auf 160 und bei einem anderen Patienten innerhalb eines Monats von 250 auf 140 senken. Bei wieder einer anderen Patientin konnte ihr Arzt die Medikation von zwei verschiedenen Präparaten auf ein einziges Diabetesmittel reduzieren, seit sie ein Olivenblatt-Präparat einnahm.

In der Produktbeschreibung eines Herstellers heißt es zum Wirkspektrum von Olivenblättern: „*Sie haben blutzuckersenkende Eigenschaften, unterstützen so die Behandlung bzw. Diät bei Altersdiabetes und Diabetes, verursacht durch Übergewicht.*" Ein anderer informiert: „*Bevölkerungsgruppen, die Olivenblätter essen, kennen fast keine Diabetes Typ II-Erkrankungen. Die genauen Hintergründe sind noch nicht vollständig geklärt.*"

Erst jüngst (Onderoglu 1999) erschien eine neue, in der Türkei durchgeführte wissenschaftliche Arbeit, in der die Autoren schlussfolgern: „*Die Ergebnisse deuten darauf hin, dass eine Langzeitbehandlung mit Olivenblättern (...) nutzbringend bei diabetischen Erkrankungen sein kann.*" Auch in dieser Studie konnten keine unerwünschten Nebenwirkungen festgestellt werden.

Olivenblatt-Extrakt bei Malaria

Obwohl inzwischen Medikamente zur Malariaprophylaxe entwickelt wurden, treten immer mehr Erkrankungsfälle auf – begünstigt durch den stark zunehmenden Tourismus. Insgesamt erkranken jährlich weltweit 300 bis 500 Millionen Menschen daran und alle 15 Sekunden stirbt ein Betroffener an Malaria.

Es waren die Briten, die aufgrund der fiebersenkenden Wirkung des Olivenblatt-Extraktes auf die Idee kamen, ihn schon in der ersten Hälfte des 19. Jahrhunderts bei den Tropenheimkehrern auszuprobieren, da auch die Malaria mit Fieberschüben einhergeht. So wurden also die aus den Kolonien kommenden Malariakranken mit dem bitter schmeckenden Tee des Olivenblattes behandelt. Teilweise mischte man ihn mit Wein und nannte den Trunk Tinctura olea foliorum. Unter einer Tinktur versteht man den alkoholischen Extrakt aus Pflanzenteilen; der lateinische

Zusatz Olea foliorum erläutert, dass es sich dabei um den Extrakt aus Ölblättern handelt.

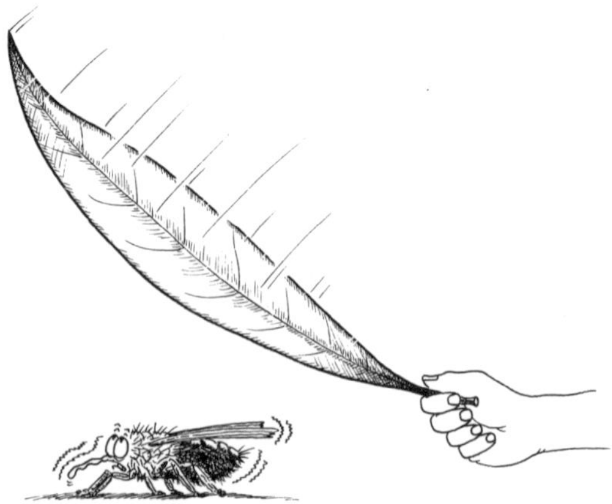

Die erste Beschreibung der medizinischen Eigenschaften erfolgte, zusammen mit einem entsprechenden Rezept (siehe *Rezepte mit Olivenblättern*), 1854 durch Daniel Hanbury (Hanbury 1854). Er gab an, die Effektivität der Tinktur bereits 1843 entdeckt zu haben, und ging davon aus, dass eine bittere Substanz in den Blättern des Olivenbaumes für die heilende Wirkung verantwortlich sei. Dass er damit Recht hatte, wissen wir heute. Daniel Hanbury war es übrigens, der seinen Bruder Thomas bei der Anlegung des heute noch berühmten Hanbury-Gartens am Capo Mortola an der italienischen Riviera inspirierte, in dem traditionelle Pflanzen (darunter auch Olivenbäume) mit neuen Spezies aus aller Welt kombiniert sind.

1906 stellte man schließlich fest, dass die Behandlung der Malaria mit Olivenblatt-Extrakt der mit Chinin (aus der Chinarinde) überlegen ist.

Erfahrungsbericht zur Malaria
(leicht modifiziert nach Walker 1997)
1979 brach bei der 18-jährigen Mikrobiologin M. R. aus Texas die Krankheit erstmals aus. Zuvor hatte sie im Rahmen eines Stipendiums an einer Safari in Kenia und Tansania teilgenommen. Sie konnte sich auch noch gut an den Stich der Anopheles-Mücke erinnern. Da sie die übliche Prophylaxe betrieben hatte, wähnte sie sich zunächst sicher. Doch dann entwickelte sie periodisch wiederkehrende, grippeähnliche Symptome, Muskelschmerz, Übelkeit, Husten, fünfstündiges Fieber, Schüttelfrost, Schweißausbrüche und Kopfschmerzen. Zurückgekehrt in die USA wurde dann der Malaria-Erreger Plasmodium falciparum nachgewiesen. Daher wurde sie mit einer Vielzahl von Medikamenten behandelt und es wurde sogar eine Bluttransfusion vorgenommen. Trotzdem traten die Symptome periodisch alle paar Monate wieder auf.

Am 26. September 1996 wurde sie dann notfallmäßig ins Krankenhaus eingeliefert, da sie kollabiert war. Man stellte einen Mangel an Blutsauerstoff und eine zu hohe Zahl von Leukozyten fest. So wurde die Patientin zunächst erfolglos mit etlichen Medikamenten behandelt. Erst als ihre Mutter ihr Olivenblatt-Extrakt mitbrachte, genas sie sehr rasch. Ihren eigenen Angaben zufolge war seither kein Erreger mehr nachweisbar, wovon sie sich selbst am Mikroskop überzeugen durfte.

„... bringt verbrauchte Energie zurück"

An anderer Stelle wurde schon darauf hingewiesen, dass auch die Flavonoide im Traubenzucker den Stoffwechsel positiv beeinflussen (Schutz vor freien Radikalen), genauso wie der

Olivenblatt-Extrakt. Und genauso wie Traubenzucker spendet auch Olivenblatt-Extrakt Energie.

Oft beschreiben Anwender, dass sie sich mit Olivenblatt-Extrakt weitaus wohler fühlen als je zuvor. Sie berichten von einem Energieschub, so als ob stille Energiereserven geweckt oder das Energieniveau angehoben werde. Dazu passt die Schilderung eines Falles des Arztes Privitera (Privitera 1996): „*Eine meiner Patientinnen, eine 18 Jahre alte professionelle Eiskunstläuferin, sagt, dass ihr ein bis zwei Tabletten mit Olivenblatt-Extrakt helfen, den hohen Energielevel aufrecht zu halten, den sie für das Training und die Vorstellungen benötigt.*“

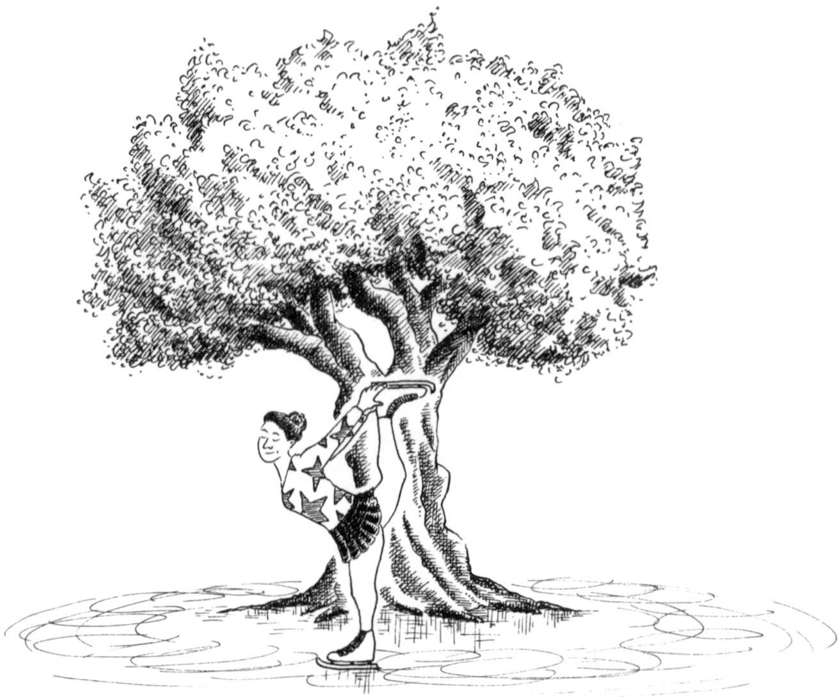

Diese Anhebung des Energieniveaus kann derart durchschlagend sein, dass der Genuss von Tee aus Olivenblättern spät am Tag sogar zu Einschlafstörungen führen kann.

Olivenblatt-Extrakt beim Chronischen Müdigkeitssyndrom

Das Chronische Müdigkeitssyndrom (Chronique Fatigue Syndrome = CFS) wurde erst in den letzten Jahren als eigenständiges Krankheitsbild erkannt. Die mögliche Besserung durch Olivenblatt-Extrakt hängt offenbar sowohl mit dem Einfluss auf Viren und Pilze, als auch der Energiemobilisierung zusammen. Die auch heute noch oft verkannte Krankheit äußert sich in erster Linie durch mangelnde Belastbarkeit und enorme Müdigkeitserscheinungen. Erst wenn die Müdigkeit mindestens $^1/_2$ Jahr lang anhält, die Leistungsminderung wenigstens 50 % beträgt und andere Erkrankungen ausgeschlossen wurden (Ausschlussdiagnose), spricht man von CFS. Daher ist eine eindeutige Diagnose nicht ganz einfach und viele Ärzte sind damit überfordert.

In diesem Kontext wird verständlich, dass eine CFS oft nicht erkannt oder mit Antibiotika behandelt wird, die gegen Viren allerdings überhaupt nichts auszurichten vermögen. Es ist aber bekannt, dass das CFS zwar nicht durch Viren ausgelöst, aber mit Viren ‚vergesellschaftet' ist. Die *Selbsthilfegruppe für Pilzerkrankungen und chronische Müdigkeit Berlin* gibt auf ihrer Homepage folgende Definition: „*Viele Jahre ging man davon aus, dass CFS durch Viren ausgelöst wird. Tatsächlich sind Viren am Geschehen beteiligt, aber nicht der Auslöser für CFS. Es handelt sich vielmehr um reaktivierte virale Infekte aufgrund einer vorliegenden bekannten oder noch nicht bekannten Schimmelpilzexposition.*" Dann folgt eine lange Liste der infrage kommenden Viren, zu denen auch Masern, Mumps, das Epstein-Barr-Virus und andere Viren gehören.

Wieder ist es der Arzt Privitera, der von Patienten berichtet (Privitera 1996), die bei CFS von dem Olivenblatt-Extrakt profitierten. Eine Patientin hatte schon mehrere Jahre lang daran gelitten und war nicht mehr sie selbst, wie sie sich ausdrückte. Es fehlte ihr an Energie, sie litt unter Antriebsschwäche und an fortwährendem Kopfschmerz. Erst als sie Olivenblatt-Extrakt einnahm, änderte sich ihr Zustand innerhalb weniger Tage ganz unvermittelt und nach einem Monat fühlte sie sich weitaus besser als zuvor. Die Müdigkeit war weg und ihre Gesundheit wiederhergestellt.

Olivenblatt-Extrakt zur Stärkung des Immunsystems

Wie schon an anderer Stelle geschrieben, kommt es bei der Behandlung und der Vorbeugung von Krankheiten immer auf eine insgesamt gesunde Lebensweise an. Dabei spielt ein starkes Immunsystem eine besonders wichtige Rolle.

Allgemeine Tipps zur Stärkung des Immunsystems

- keine exzessive Lebensweise
- nicht rauchen
- kein oder nur mäßiger Alkoholgenuss (kein Alkoholmissbrauch)
- viel Bewegung an der frischen Luft
- Fettverzehr reduzieren und ungesättigte Fettsäuren (z. B. Olivenöl) bevorzugen
- frisches Obst und Gemüse essen (Gemüse statt Genüsse)
- viel reines Wasser trinken
- ausreichend Vitamine zu sich nehmen

Ein Baustein zur Stärkung und Festigung des Immunsystems ist der Extrakt aus Olivenblättern, wie das folgende Beispiel zeigt.

Erfahrungen mit Olivenblatt-Extrakt zur Stärkung des Immunsystems (stark gekürzt nach Walker 1997)

Vor 15 Jahren versagte das Immunsystem von Frau R. völlig und sie litt fortan unter Allergien, Hypothyroidose (Schilddrüsenunterfunktion) und Tuberkulose. Außerdem gesellten sich einige opportunistische Infektionen (das sind Erkrankungen, die bei Menschen mit intaktem Immunsystem nicht ausbrechen, auch wenn die entsprechenden Erreger in dem Organismus vorkommen) dazu, u. a. eine Hefepilzerkrankung, die Lyme-Krankheit (eine durch den Spirochäten Borrelia burgdorferi hervorgerufene akute entzündliche Arthritis, übertragen durch Zecken), eine Infektion durch das Spuma-Retrovirus (verursacht grippeähnliche Symptome) und die Nagerpest (= Tularämie; wird durch den Bazillus Francisella oder Pasteurella tularensis hervorgerufen und tritt normalerweise bei Tieren auf; bei Menschen mit Immunschwäche äußert sie sich durch Fieber, Unwohlsein und offene Hautgeschwüre mit Lymphknotenverdickung, Magen- und Verdauungsbeschwerden). Weitere ernsthafte Gesundheitsprobleme kamen im Laufe der Zeit hinzu.

Die Patientin hatte das Gefühl, als sterbe ihr Körper langsam. Sie entwickelte Lymphknoten, die so dick wie Tischtennisbälle waren. Zunächst versuchte sie es mit einer Entgiftung und wanderte von Arzt zu Arzt. Die Ärzte waren jedoch oft durch die Vielzahl der Symptome überfordert und sagten ihr, man könne nichts tun.

Zusätzlich stellte sich noch das Chronisches Müdigkeitssyndrom ein und die Patientin probierte jahrelang verschiedene Behandlungen aus. Einige Methoden halfen ihr ein wenig, machten sie aber nicht völlig gesund. So beschloss sie, ihr Immunsystem zu stärken. In diesem Zusammenhang wurde sie auf Olivenblatt-Extrakt aufmerksam. Während sie sich bis dahin nur einmal drei Wochen lang symptomfrei gefühlt hatte, dauerte dieser Zustand nun viel länger an und sie wurde nicht mehr von den zahlreichen lästigen und gefährlichen Krankheitserregern heimgesucht. Plötzlich fühlte sie sich wieder so wohl wie zuletzt mit 19 Jahren und war zum Zeitpunkt des Berichtes bereits fünf Monate lang symptomfrei. Da sie als Ernährungsberaterin tätig ist, empfiehlt sie seither ihren Kunden mit großem Erfolg bei unterschiedlichsten Erkrankungen Olivenblatt-Extrakt.

Olivenblatt-Extrakt und AIDS

Bei einem Produkt, dessen Wirksamkeit gegen eine Vielzahl von Viren getestet wurde, drängt sich natürlich die Frage auf, ob es auch erfolgreich bei einer HIV-Infektion eingesetzt werden kann. Es gibt zwar Hinweise auf einen positiven Effekt bei HIV+-Menschen, inwiefern aber Berichte zutreffen, dass ein aus Olivenblättern zubereiteter Tee bzw. Olivenblatt-Extrakt zu einer Serokonversion (eine Umwandlung von HIV+ zu HIV-) führen kann, bedarf noch der genaueren Prüfung. Dieser Effekt wird auf einen Proteasehemmer (Proteasen sind Enzyme, die Eiweiße spalten) in den Olivenblättern zurückgeführt. Einem Bericht zufolge konnte der Arzt Robert Privitera jr. (Privitera 1996) 1995 bei einem HIV-Patienten die Viruslast von 58.000 auf unter die Nachweisgrenze senken (diese Grenze verringert sich ständig mit zunehmender Verbesserung der Analysemethoden und liegt heute bei etwa 20-500 Viren/ml). Er verabreichte dazu einen Trank aus Olivenblatt-Extrakt und einem Immunmodulator, gelöst in einem Trunk aus einer ganzen Zitrone und Olivenöl (siehe unten Kapitel *Rezepte mit Olivenblättern*). Hier der Fallbericht (vgl. Walker 1997):

Erfahrungen mit Olivenblatt-Extrakt bei einer HIV-Infektion
„J. P. begann am 3. März 1996 mit der Einnahme von Olivenblatt-Extrakt. Einige Zeit zuvor hatte er sich über geschwollene Lymphknoten beklagt, denen mit keinem Medikament beizukommen war. Schon am folgenden Tag verspürte er eine merkliche Energiezunahme, begleitet von leichten Kopfschmerzen. Bereits am 7. März waren die Schwellungen der Lymphknoten und auch die Kopfschmerzen verschwunden. Als er am 18. März zur Blutentnahme unterwegs war, fühlte er sich so gut wie nie zuvor. Seine Zellwerte (CD4 und CD8) hatten sich enorm verbessert und die Antikörpertests waren negativ. Auch einen Monat später waren weder Virus noch Antikörper mehr nachweisbar – ein Ergebnis, das auch den behandelnden Arzt in höchstem Maße überraschte."

Bei diesem Bericht ist zu bedenken, dass es sich um Testergebnisse handelte, Virus und Antikörper also nicht mehr nachweisbar waren. Das bedeutet nicht unbedingt automatisch, dass sie nicht mehr vorhanden waren. Andererseits kann man davon ausgehen, dass die verabreichte Mixtur zumindest dem Gesamtzustand eines Patienten dienlich ist.

Olivenblatt-Extrakt bei Pilzerkrankungen

Die Tatsache, dass Pilzbefall äußerst weit verbreitet ist, rechtfertigt es, dieses Kapitel etwas ausführlicher zu behandeln. Vor allem Menschen mit geschwächtem Immunsystem sind von ernsthaften Pilzinfektionen betroffen (vor allem z. B. Zuckerkranke, Krebspatienten, AIDS-Patienten und ältere Menschen). Oft begünstigen medikamentöse Therapien, z. B. mit Antibiotika, Immunsuppressiva (-unterdrücker) und Corticoiden (eine Gruppe von etwa 50 in der Nebennierenrinde gebildeten Hormone), den pathogenen Pilzbefall. Ein intaktes Immunsystem wird normalerweise mit den zahlreichen Spezies der überall vorkommenden Pilze problemlos fertig. Ist es jedoch geschwächt und der Betroffene erst einmal an einer Stelle von einem Pilz befallen, kann sich dieser unter Umständen rasch auf andere Organe ausbreiten. Daher sollte man eine Mykose (so nennt man eine durch Pilze verursachte Krankheit) nie auf die leichte Schulter nehmen.

Aber auch viele andere Menschen leiden unter den verschiedensten Arten von Pilzbefall, besonders wenn diesen angenehme Wachstumsbedingungen geboten werden. Das ist in erster Linie ein feuchtwarmes Milieu, in dem sich die hartnäckigen Gäste hervorragend vermehren. Hier sind unter anderem Sportler (d. h. Turnschuhträger) oder Menschen, die viel stehen müssen oder die selten das Schuhwerk wechseln, gemeint. Sie sind besonders häufig von Fußpilz betroffen. Im Englischen spricht man daher auch von „athlete's foot". Daneben sind Hautfalten (beispielsweise bei dickleibigen Menschen) ein idealer Platz für Hautpilz und auch künstliche Fingernägel rufen nicht selten Nagelmykosen (so genannte Onychomykosen) hervor. Ein Großteil der Bevölkerung hat im Laufe seines Lebens gelegentlich oder regelmäßig Pilzprobleme. Prinzipiell kann jeder Körperteil, jedes Organ von einer Pilzinfektion betroffen sein.

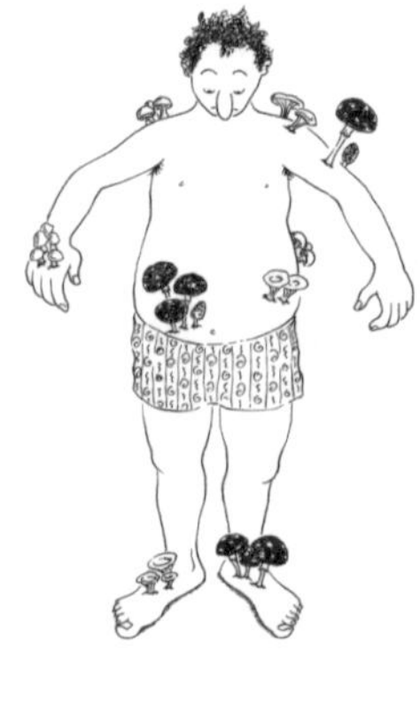

Neben den nicht schädlichen Pilzen (z. B. Speisepilze) kennt man zahllose krankheitserregende Pilzarten und unterscheidet ganz grob zwischen Hautpilzen (Dermatophyten), Hefepilzen und Schimmelpilzen:

- Je nachdem, welches Areal von einem *Dermatophyten* befallen wurde, bezeichnet man die Hautpilzerkrankung als Tinea capitis (Kopf), Tinea pedis (Fuß), Tinea manuum (Hand), Tinea corporis (Körperstamm) usw.
- Der bekannteste *Hefepilz* dürfte Candida albicans sein. Man spricht bei Befall mit Candida von einer Candidose (z. B. Vaginalcandidose). Hefepilze sind übrigens ein schönes Beispiel dafür, wie nahe „gut" und „böse" beieinander liegen können: So sind einige Hefen unentbehrlich in der Lebens- und Genussmittelzubereitung (z. B. beim Backen und beim Bierbrauen), während andere Spezies lästige und gefährliche Erkrankungen verursachen können.
- Unter den *Schimmelpilzen* sind vielen Penicillium und Aspergillus am besten bekannt. Aspergillus-Arten verursachen häufig Lungenerkrankungen. Auch unter den Schimmelpilzen gibt es wieder zahlreiche nützliche Arten, die beispielsweise in der Käseveredelung oder der Gewinnung von Antibiotika (1/4 der Antibiotika werden aus Pilzen gewonnen) eine wichtige Rolle spielen. Außerdem gehören bestimmte Hefe- und Schimmelpilze zur ganz natürlichen menschlichen Flora.

Manche Pilzerkrankungen stellen neben dem gesundheitlichen Aspekt auch ein kosmetisches Problem dar. Hierzu gehört neben dem Nagelpilzbefall auch Pityriasis versicolor (Kleienflechte), eine Erkrankung, die durch den Pilz Malassezia furfur ausgelöst wird und hauptsächlich Brust, Bauch und Rücken befällt. Typisch dafür sind kleine helle Flecken, die besonders bei sonnengebräunten Menschen auffallen, da sie hell bleiben. Wie eine 36 Jahre alte Amerikanerin damit fertig wurde, schilderte sie dem Medizinjournalisten Walker sehr ausführlich (vgl. Walker 1997; nachfolgend leicht gekürzt wiedergegeben).

Erfahrungsbericht bei Pityriasis versicolor

„Vor fünf Jahren wurde bei mir Pityriasis versicolor diagnostiziert. Diese Erkrankung zeigte sich in hässlichen weißen Flecken auf der Haut, die sich im Laufe der Zeit immer stärker ausbreiteten. Im Schwimmbad schauten mich die Leute schon komisch an. Ich nahm jede Menge Medikamente, jedoch ohne Erfolg. Mein Arzt schickte mich zu einem Dermatologen und meinte, ich müsse noch jahrelang Medikamente nehmen, ohne gewiss sein zu können, ob der Pilz nicht zurückkommt. Im März 1996 wurde ich dann im Zusammenhang mit einer fürchterlichen Erkältung von Freunden auf ein Produkt mit Olivenblatt-Extrakt aufmerksam gemacht. Die Erkältung war innerhalb von fünf Tagen weg. Doch dann entdeckte ich etwas Erstaunliches. Die Flecken verschwanden ebenfalls. Daher nahm ich das Präparat weiter und nach einem guten Monat waren kaum noch Flecken vorhanden. Im Mai 1996 setzte ich das Präparat ab und bis heute sind keine Flecken mehr zurückgekehrt.“

Einmal Fuß gefasst, ist einem Nagelpilz nur schwer beizukommen. Die herkömmlichen Verfahren (Ziehen der Nägel etc.) und auch die moderne medikamentöse Therapie sind langwierig (mehrere Monate) und kostspielig. Oft genug führen sie nur zu einem unbefriedigenden Resultat. Vielfach sind auch bei den Antimykotika ähnlich wie bei Antibiotika Resistenzen festzustellen. Bevor Sie also beim nächsten mal wieder eine neue Pilzcreme ausprobieren, weil Sie zum wiederholten Male einen Rückfall erlitten haben, versuchen Sie doch einmal, mit Olivenblatt-Extrakt-Präparaten Ihr Immunsystem zu stärken – denn ein starkes Immunsystem ist der beste Schutz vor Pilzbefall. Sollte es nicht helfen, können Sie ja immer noch auf ein synthetisches Präparat zurückgreifen.

Privitera berichtet von einem durchschlagenden Erfolg einer Patientin (Privitera 1996): Fünf Jahre lang probierte sie alles mögliche gegen ihre Fußnagelmykose aus, jedoch vergeblich. Mit Olivenblatt-Extrakt konnte sie den Befall dann innerhalb von nur zwei Monaten um $^3/_4$ zurückdrängen. Ein anderer Patient, der seit 30 Jahren an einer Pilzinfektion der Zunge litt, hatte ebenfalls schon verschiedene Möglichkeiten durchexerziert. Erst mit Olivenblatt-Extrakt verschwand der ungebetene Gast innerhalb von nur drei Wochen.

Olivenblatt-Extrakt bei Psoriasis

Die Schuppenflechte (Psoriasis) ist eine äußerst schwer zu behandelnde Erkrankung, die ähnlich einer Pilzerkrankung auch unter kosmetischen Aspekten problematisch sein kann. Die vermehrte Schuppenbildung an Ellbogen, Knien, behaartem Kopf, Handtellern und anderen Körperteilen kann schubweise auftreten, aber auch einen chronischen Verlauf nehmen.

Ein Dermatologe aus New Jersey, Joseph J. Territo, setzte Olivenblatt-Extrakt bei über 100 Patienten bevorzugt zur Behandlung von Psoriasis ein. Dabei konnte er bei 70 % seiner Patienten bezüglich der Hautveränderungen und der Entzündung einen Erfolg feststellen (Walker1997).

Olivenblatt-Extrakt bei Herpes

Herpes-Viren können ganz besonders unangenehme Gäste sein und rufen unter anderem einen schmerzhaften, mit Bläschenbildung einhergehenden Hautausschlag hervor. Am bekanntesten sind Herpes simplex labialis (Lippenherpes), Herpes zoster (Gürtelrose) und Herpes genitalis (Befall der Geschlechtsorgane). Insgesamt sind etwa 40 Herpes-Viren bekannt, zu denen auch das Epstein-Barr-Virus gehört, das zu infektiöser Mononukleose (Zunahme der einkernigen Leukocyten im Blut) führen kann und zusammen mit verschiedenen Krebserkrankungen vorkommt.

In etlichen Berichten wurde die Wirksamkeit von Olivenblatt-Extrakt bei verschiedenen ansteckenden Herpes-Infektionen dokumentiert. Bei einer Patientin, die seit neun Jahren an Herpes zoster litt, half die Einnahme von Olivenblatt-Extrakt zum Beispiel innerhalb von zwei Tagen. Und auch die beiden folgenden Beispiele (nach Walker 1997) beschreiben den Heilungserfolg.

Erfahrungen mit Olivenblatt-Extrakt bei Herpes-Infektionen

Im Sommer 1995 entdeckte die 34-jährige Vizepräsidentin einer Computerfirma im Silicon Valley nach zwei Monaten bei ihrer großen neuen Liebe Herpes genitalis. Noch bevor sich bei ihr Symptome zeigten, empfahl ihr ihr Arzt Olivenblatt-Extrakt – mit der Folge, dass der Ausbruch der Krankheit bei ihr verhindert werden konnte.

Eine 43-jährige Hausfrau war gleich dreifach betroffen. Sie litt seit Jahren an Herpes simplex am Mund und war ebenfalls von Herpes genitalis befallen, mit dem sie ihr Mann infiziert hatte. Darüber hinaus litt sie an Herpes zoster. Nachdem ihr Olivenblatt-Extrakt verordnet worden war, wurde sie sehr rasch von allen drei Krankheiten befreit.

Auch der schon öfters erwähnte Privitera hat gute Erfolge mit einem Olivenblatt-Präparat. In einer kleinen Studie mit sechs Patienten stellte er 1993 fest, dass sich bei einer niedrigen Dosierung bei allen eine Besserung der Symptome einstellte. Bei der Hälfte verschwanden die Hautbläschen innerhalb von 36 bis 48

Stunden. Die anderen Patienten sprachen ebenfalls gut auf eine höhere Dosierung an. Alle berichteten, dass ihnen Olivenblatt-Extrakt besser geholfen habe, als das zuvor genommene Standard-Präparat.

Olivenblatt-Extrakt bei Erkrankungen der Atemwege

Unsere Atemwege können auf vielfältige Weise von Krankheiten betroffen sein. Die Palette reicht vom harmlosen Schnupfen oder einer Erkältung über eine Bronchitis oder Allergie bis hin zur lebensgefährlichen Virusgrippe oder Lungenentzündung und vielen anderen Erkrankungen. Die meisten Menschen werden mehr oder weniger regelmäßig einmal bis mehrmals im Jahr von einer Erkältung oder Grippe heimgesucht, die oft genug zum Arbeitsausfall und damit zu einem insgesamt hohen wirtschaftlichen Schaden führt.

Dabei kann ein intaktes Immunsystem sehr erfolgreich der Entstehung einer bakteriell- oder virusbedingten Erkrankung vorbeugen. Ist sie dennoch ausgebrochen, bedarf es eines effizienten Mittels. Häufig genug werden Antibiotika verabreicht, ohne dass diese in der Lage wären, eine Virusinfektion zu beseitigen. Und auch wenn Bakterien die Ursache sind, trägt jedes eingenommene Antibiotikum mit dazu bei, resistente Stämme zu züchten. Warum also nicht – nach Absprache mit dem behandelnden Arzt – ein Mittel verwenden, dass sich sowohl zur Bekämpfung von Bakterien als auch Viren bewährt hat und zudem in der Lage ist, das Immunsystem zu stärken: Olivenblatt-Extrakt.

Eine Frau schilderte dem Hersteller eines solchen Produktes, wie sie eine ‚Grippe‘ erfolgreich meisterte.

Erfahrung mit Olivenblatt-Extrakt bei einer ‚Grippe'
(Contact Allergy Research/Nutricology Inc. 20.2.2000)
„Im Februar erkrankte ich an einer Grippe und bekam verschiedene Immunstimulanzien, Vitamine und drei verschiedene Antibiotika verschrieben. Mein Fieber lag trotz der Antibiotika jeden Nachmittag bei 102-103 Grad Fahrenheit [= ca. 39–39,5 °C]. Ich entwickelte lähmende Brust- und Leibschmerzen und war wochenlang ans Bett gefesselt. Ich konnte kaum laufen und mein Gewicht ging runter auf 84 Pfund. Medizinische Untersuchungen ergaben keinen genauen Befund.

Am 18. Juni begann ich dann mit der Einnahme des Präparates. Innerhalb weniger Tage sank meine Temperatur nach und nach und ich benötige kein fiebersenkendes Medikament mehr. Auch mein Appetit und meine Kraft sind wieder zurückgekehrt."

Gerade Menschen, die mit vielen anderen Menschen zusammenkommen, sind oft sehr anfällig für Infektionen. So weiß eine Lehrerin zu berichten, dass nur einer ihrer Schüler niesen musste und schon hatte sie einen Schnupfen. Manchmal wurde sie achtmal pro Jahr krank. Erst seit sie regelmäßig Olivenblatt-Extrakt nimmt, hat sie die Erkältungen im Griff. Auch wenn ihre Schüler noch so stark erkältet sind, bekommt sie höchstens noch eine leichte Erkältung.

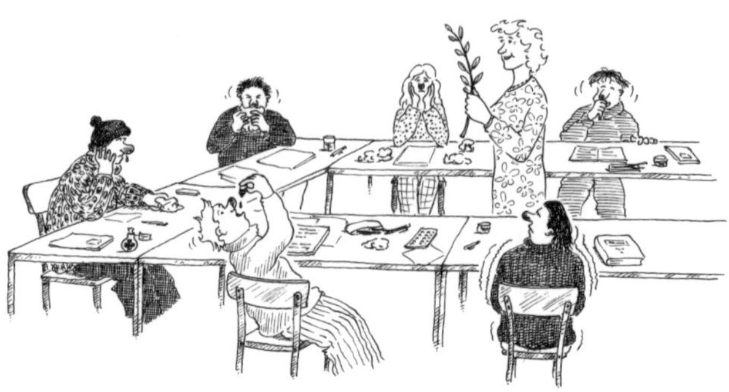

Sehr beeindruckend ist auch das Ergebnis einer umfangreichen Studie (siehe unten *Eine Studie mit 500 Patienten*), in der fast alle Patienten mit Erkrankungen der Atemwege oder der Lunge durch Olivenblatt-Extrakt wieder völlig genasen.

Olivenblatt-Extrakt bei Parasitenbefall

Als Parasiten bezeichnet man Pflanzen oder Tiere, die sich auf Kosten anderer Lebewesen ernähren. Damit muss nicht unbedingt eine Erkrankung verbunden sein, es können aber schwerwiegende Schäden auftreten, vom Vitaminmangel über eine Gefäßembolie bis hin zum Tod. Besonders bekannt sind die Endoparasiten (im Körper lebende Parasiten): Bandwürmer, Fadenwürmer, Trichinen und Madenwürmer. Man kann davon ausgehen, dass die meisten Menschen von irgendeinem Parasiten befallen sind.

Timothy Ray, Arzt für orientalische Medizin aus Santa Monica in Kalifornien, empfiehlt seinen Patienten bei Parasitenbefall Olivenblatt-Extrakt (Walker 1997). Er lässt sie den Inhalt von zwei Kapseln eines Extrakt-Präparates in einem Glas Wasser zusammen mit fünf bis sieben Tropfen Deuterium-Sulfat (Deuterium = schwerer Wasserstoff mit einem Deuteron anstelle eines Protons als Atomkern) einnehmen. Das Deuterium-Sulfat soll dabei das Eindringen der Wirkstoffe in die menschlichen Zellen begünstigen. Der Arzt stellte fest: *„Durch den Gebrauch von Olivenblatt-Extrakt-Pulver hatte ich zunehmenden Erfolg bei Menschen, die mein Antiparasiten-Programm befolgten.“* Er pflegt die Gabe des Olivenblatt-Extraktes mit einigen milden Kräutern zu kombinieren und ist davon überzeugt, dass diese Kombination den Erfolg bei der Parasitenbekämpfung ausmacht.

Eine Studie mit 500 Patienten

Vor allem Wissenschaftler und Behörden fordern stets Studien zum Nachweis der Wirksamkeit eines Produktes, bevor sie sich davon überzeugen lassen. Erfahrungen sind oft nicht gefragt. Für den Olivenblatt-Extrakt liegt jedoch beides vor, gute Erfahrungen und Studien.

In Ungarn wurde in einer solchen klinischen Studie (durchgeführt von dem Arzt für orientalische Medizin, Robert Lyons) die Wirksamkeit von Olivenblatt-Extrakt bei verschiedenen Erkrankungen geprüft. Die Ergebnisse sind in der folgenden Tabelle dargestellt (Walker 1997).

Ergebnisse einer Studie mit Olivenblatt-Extrakt gegen verschiedene Krankheitskeime (Viren, Bakterien, Pilze) mit 500 Patienten

Erkrankung/Bemerkung	Anzahl	völlige Genesung	verbessert	unverändert	verschlechtert
Atemwegserkrankungen (Tonsillitis, Pharyngitis, Tracheitis etc.)	119	115	4	–	–
Lungenerkrankungen (Pneumonie, Bronchitis etc.)	45	42	3	–	–
Zahnprobleme (Pulpitis, Leukoplakie, Stomatitis)	67	60	5	2	–
Hauterkrankungen (Herpes und andere viral bedingte Hautprobleme)	172	120	52	–	–
Bakterielle Hautinfektionen (Pyoderma, Verletzungen)	37	30	7	–	–
Magengeschwüre (im Zusammenhang mit Helicobacter pylori-Infektionen)	17	–	17	–	–
Immunstärkung	43	entfällt	40	3	–

In dieser Studie verbesserte sich der Gesundheitszustand bei 98 % der Patienten oder es trat eine Heilung ein. Bei allen konnte eine Stärkung des Immunsystems festgestellt werden. Weder bei den Kindern noch bei den Erwachsenen wurden Nebenwirkungen beobachtet. An der Studie nahmen 58 % Frauen und 42 % Männer teil. Folgende Altersverteilung lag vor:

- 10–19 Jahre: 12 Patienten
- 20–29 Jahre: 117 Patienten
- 30–39 Jahre: 143 Patienten
- 40–49 Jahre: 181 Patienten
- 50 Jahre und älter: 47 Patienten

Äußerst breites Wirkspektrum

Nachdem die Elenolsäure (ein Spaltprodukt des Oleuropeins) Ende der 1960er-Jahre als eine der aktiven Substanzen aus dem Ölblatt erkannt wurde, gelang es dem Pharmaunternehmen *Upjohn* ihre antivirale Potenz zu belegen. Die Substanz war wirksam gegen alle getesteten Viren. Dabei ist zu berücksichtigen, dass in den letzten Jahrzehnten weitere Viren entdeckt wurden, die damals natürlich noch nicht getestet werden konnten. Mit den mittlerweile zahlreichen Veröffentlichungen lässt sich eine erstaunlich umfangreiche Liste von Erregern zusammenstellen, gegen die Olivenblatt-Extrakt und/oder seine Inhaltsstoffe positiv getestet und erprobt wurden. Diese hier zu veröffentlichen, würde den Rahmen sprengen und eher irritieren, als weiter führen; denn die meisten der lateinischen Namen sagen nur Spezialisten etwas. Begnügen wir uns daher hier mit einer Übersicht, aus der hervorgeht, zu welchem Zweck der Extrakt aus Olivenblättern sinnvoll eingesetzt werden kann – ohne dass dadurch ein Arztbesuch als überflüssig angesehen wird:

- Behandlung von und Vorbeugung gegen Infektionen durch Viren, Bakterien, Retroviren, Pilze, Protozoen (bestimmte Einzeller) und andere Parasiten (Würmer etc.)
- Verbesserung des Blutflusses durch Erhöhung der Elastizität der Arterien. Dadurch wird auch der Blutdruck normalisiert und anderen Herzerkrankungen vorgebeugt
- Normalisierung von Herzrhythmusstörungen
- Verbesserung des Fettstoffwechsels; Reduktion des LDL-Cholesterin-Spiegels
- Stabilisierung des Blutzuckerspiegels und Verringerung der benötigten Insulindosis

- Abhilfe bei arthritischen Entzündungen, speziell bei rheumatischer Arthritis
- Verbesserung bei Symptomen des Chronischen Müdigkeits-Syndroms und verwandter Krankheiten
- Mobilisierung der Energieproduktion im Körper nach Verbrauch oder bei Mehrbedarf.

Trotz dieser Fülle von Befunden, steht der Olivenblatt-Extrakt noch am Beginn seiner viel versprechenden Karriere im Einsatz gegen Bakterien, Viren, Pilze und Parasiten. Wie so häufig, ist auch in diesem Fall Amerika der Vorreiter. Dort sind Olivenblatt-Extrakte seit 1995 auf dem Markt erhältlich. Inzwischen sind aber auch z. B. in Deutschland solche Produkte im Handel, die über jede Apotheke besorgt werden können (siehe auch *Zum Schluss*).

Der mögliche Wirkmechanismus

Auch wenn im Rahmen dieses Ratgebers im Vordergrund selbstverständlich die Frage stehen muss, ob und bei welchen Erkrankungen ein Mittel wirkt, ist auch die Frage nach dem „wie“ immer von großem Interesse. Den antiviralen Effekt, den die Wissenschaftler des Pharmaunternehmens *Upjohn* schon vor Jahrzehnten nachwiesen, kann man dadurch erklären, dass die äußere Hülle (der Proteinmantel) der Viren angegriffen wird.

Der Mediziner Privitera gibt für den antibakteriellen und antiviralen Wirkmechanismus von Olivenblatt-Extrakt folgende Erklärungsmöglichkeiten (Privitera 1996):

- spezifische Viruspartikel werden inaktiviert oder ihre Vermehrung, ihre Knospung und ihr Zusammenbau an der Zellmembran des betroffenen Patienten wird verhindert
- die Aminosäurenproduktion wird gestört und dadurch wird das Überleben von Viren, Bakterien, Parasiten und Pilzen verhindert
- er dringt in die Wirtszelle ein und behindert direkt die Keimvermehrung
- er neutralisiert die Reverse-Transkripase- und Protease-Produktion von Retroviren, d. h. er neutralisiert die beiden Enzyme, die die Retroviren (wie z. B. HIV) zur Veränderung der Ribonucleinsäure des Wirtes benötigen
- er stimuliert die Phagocytose (die aktive Aufnahme von Partikeln in eine Zelle), einen Bestandteil der Immun-Antwort auf eine Infektion, indem so genannte Fresszellen (Phagocyten) die krankheitserregenden Mikroorganismen schlichtweg auffressen.

Die Herxheimer-Jarisch-Reaktion: Nebenwirkung oder Wirksamkeitsbeweis?

Der Hautarzt Karl Herxheimer (1861–1942) und der Physiologe Adolf Jarisch (1891–1965) stellten fest, dass bei Syphilis-Patienten wenige Stunden nach Injektion eines dagegen wirksamen Mittels verstärkt oder erstmals Symptome der Syphilis auftraten.

Auch nach Einnahme von Olivenblatt-Extrakt kann es vorkommen, dass der menschliche Körper zunächst sehr extrem reagiert. Der oder die Betroffene fühlt sich vorübergehend kränker als zuvor. Für diesen nach den beiden erwähnten Ärzten benannten Effekt gibt es eine ganz natürliche Erklärung: Wenn sich Krankheitskeime (wie z. B. Bakterien) im Organismus vermehrt haben und dann plötzlich durch eine Gegenmaßnahme (wie z. B. die Einnahme von Olivenblatt-Extrakt) abgetötet werden, sind zwar die Erreger tot, aber deren Giftstoffe existieren noch. Mit der Zerstörung der Keime werden deren Gifte, die so genannten Toxine, in den Körper des Patienten freigesetzt und lösen Vergiftungserscheinungen aus. So lässt sich erklären, dass durch die Einnahme eines Mittels, das sich gegen Krankheitskeime richtet, auf einen Schlag eine große Menge Gift freigesetzt wird, was sich durch Fieber, Kopfschmerzen, Mattigkeit und andere Krankheitssymptome bemerkbar machen kann. Ist das Gift dann aber nach wenigen Tagen abgebaut, beginnt die Genesung. Dann ist der Körper nämlich beide los: die Krankheitskeime und die Gifte.

Wenn man einen solchen Effekt bei der Anwendung von Olivenblatt-Extrakt feststellt, empfiehlt es sich, die Einnahme zu unterbrechen und abzuwarten, bis der Effekt vorbei ist.

Selbstverständlich handelt es sich bei dieser (im Englischen übrigens als „die off effect“ bezeichneten) Reaktion um eine unerwünschte Wirkung. Zugleich ist sie aber auch ein nachhaltiger Beleg für die *Wirksamkeit* des Präparates, das sie auslöst.

Dosierungshinweise

Allgemein gültige Dosierungshinweise können hier verständlicherweise nicht gegeben werden. Eine Dosierungsempfehlung kann sich immer nur auf ein ganz spezielles Produkt oder eine bestimmte Zubereitung beziehen und hängt auch immer von der Art der Erkrankung ab. Außerdem reagiert jeder Mensch anders und ganz individuell. Während der eine besonders großen Nutzen aus einer Maßnahme zieht, wird einem anderen weniger geholfen. So muss letztendlich jede und jeder für sich den besten Weg und die optimale Dosierung finden – am besten in Absprache mit dem behandelnden Heilkundigen.

Außerdem ist einerseits der Wirkstoffgehalt einer Zubereitung bedeutsam (hier z. B. der Oleuropeingehalt eines Olivenblatt-Extraktes). Dabei darf jedoch nicht vergessen werden, dass andererseits das Zusammenspiel bzw. die ergänzende Wirkung der einzelnen Komponenten in dem Olivenblatt-Extrakt zur Entfaltung der heilsamen Wirkung wichtig sein können.

Da in der vorliegenden Broschüre kein bestimmtes Produkt bevorzugt wird, empfehlen wir, die Dosierungsanleitung des jeweiligen Herstellers genau zu beachten. Ein Beispiel für eine Dosierungsempfehlung stammt von der *Nevada Clinic* in Las Vegas (nach Walker 1997). Sie empfiehlt bei der Einnahme eines hier nicht spezifizierten Olivenblatt-Extraktes:

„Die empfohlene Dosis beträgt vier 500 mg Kapseln während des Tages oder eine Kapsel alle sechs Stunden. Der Extrakt wird am besten vor oder zwischen den Mahlzeiten eingenommen. Bei akuten Grippesymptomen nehmen Sie alle sechs Stunden zwei Kapseln. Bei akuten Bakterien- oder Virusinfektionen kann eine schnellere Genesung durch Einnahme von drei oder mehr Kapseln

alle sechs Stunden erreicht werden. Gesunde Menschen brauchen lediglich eine oder zwei Kapseln täglich einzunehmen, um von dem energiespendenden und/oder vorbeugenden Effekt der [Nahrungsmittel-] Ergänzung zu profitieren. Im Allgemeinen gilt, dass je älter und [keim-] belasteter ein Mensch ist, er umso mehr Resistenzen in seinem Körper hat. Also benötigt er auch mehr des Mittels, um ein optimales Ergebnis zu erzielen. Sofern ein ‚die off effect' (eine natürliche Entgiftungsreaktion des Körpers) durch Olivenblatt-Extrakt auftritt, sollte die Anzahl der Kapseln reduziert oder die Einnahme vorübergehend ganz eingestellt werden."

In den nachfolgend aufgeführten Rezepten finden Sie ebenfalls Hinweise zur Dosierung der jeweiligen Zubereitung.

Rezepte mit Olivenblättern

Olivenblatt-Tee gegen Magenverstimmungen und Verdauungsbeschwerden
(Hl. Hildegard von Bingen, 12. Jahrhundert)
Das genaue Rezept der Heiligen, das bereits im Kapitel *Aus der Geschichte des Olivenblattes* erwähnt wurde, ist nicht bekannt. Vermutlich wird sie eine Hand voll Olivenblätter eine Weile gekocht und den Tee dann mehrmals täglich verabreicht haben.

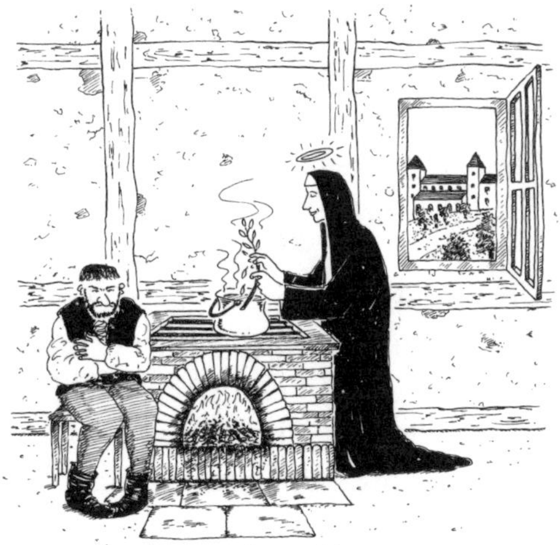

Tinctura olea foliorum zur Fiebersenkung
(Daniel Hanbury 1854, nach Privitera 1996)
Bereits 1854 veröffentlichte Daniel Hanbury ein Rezept zur Senkung von Fieber. Er ließ eine Hand voll Olivenblätter bis zur Hälfte ihres ursprünglichen Volumens kochen und dem Patienten davon alle drei bis vier Stunden ein Weinglas voll verabreichen, bis das Fieber sank.

Olivenblatt-Tee zur Stärkung des Immunsystems (Selbsthilfegruppe „Keep Hope Alive", nach Walker 1997)

Mark Konlee, der sich sehr in der Selbsthilfegruppe „Keep Hope Alive" (West Allis, USA) engagierte, beschrieb 1994 sehr ausführlich die Zubereitung eines Tees aus Olivenblättern, die nachfolgend in geraffter Form wiedergegeben wird:

1. Ein halbes Pfund ganzer, luftgetrockneter Olivenblätter (Lufttrocknung nicht bei über 65 °C, da bei zu hohen Temperaturen die natürlichen antimikrobiellen Inhaltsstoffe zerstört werden könnten) in einer Schüssel mit Wasser übergießen. Dann das Wasser abschütten.
2. Die Olivenblätter und 4 $^1/_2$ Liter abgekochtes Wasser oder Quellwasser in einen Kochtopf geben und abdecken.
3. Die Herdplatte einschalten und bei schwacher Hitze ziehen lassen.
4. Die Temperatur mit einem Thermometer stündlich überprüfen. Sie sollte idealerweise zwischen 80 und 85 °C liegen.
5. Das Wasser heiß halten. Nach sechs Stunden den Deckel des Kochtopfes einen Spalt (etwa $^1/_2$ cm) weit öffnen.
6. Nach zehn Stunden das Wasser wieder bis zum ursprünglichen Pegel auffüllen und den Deckel schließen.
7. Nach zwölf Stunden Sieden bei der Idealtemperatur (s. o.) die Flüssigkeit vier bis sechs Stunden lang auf Zimmertemperatur abkühlen lassen.
8. Einen Teil des Tees mit einer Tasse abschöpfen und für den späteren Gebrauch in verschlossenen Glasflaschen im Kühlschrank bis zu vierzehn Tage lang aufbewahren. Vor Gebrauch filtern.
9. Den restlichen Tee filtern und die Blätter wegwerfen (nicht mehrfach zum Teebrühen benutzen). Der gefilterte Tee kann sofort getrunken werden.

10. Noch nicht benutzte Olivenblätter können bei Raumtemperatur in einem Plastikbeutel aufbewahrt werden.

Zur allgemeinen Stärkung des Immunsystems empfiehlt Konlee, drei Tassen Tee täglich zu trinken, und zwar je eine morgens, mittags und am späten Nachmittag, nicht aber nach 19 Uhr. Aufgrund der Anhebung des allgemeinen Energie-Niveaus kann es nämlich zu Schlaflosigkeit kommen, wenn man den Tee aus Olivenblättern zu spät trinkt.

Olivenblatt-Eistee
(nach Walker 1997)
Vor allem bei großer Hitze lässt sich Olivenblatt-Tee wunderbar als Eistee genießen. Dazu schütten Sie eine halbe Tasse Olivenblatt-Tee in ein mit Eis gefülltes Glas und verfeinern das Ganze mit einem Schuss Zitronensaft.

Es gibt aber noch weitere Möglichkeiten, Abwechslung in den Geschmack von Olivenblatt-Tee zu bringen und gleichzeitig den bitteren Geschmack zu verbessern: Versuchen Sie es doch einmal – je nach Vorliebe – mit der Zugabe von Wasser, dem Erfrischungsgetränk Gingerale oder einem Saft.

Zitronen-Olivenöl-Cocktail zur Medikamenten-Einnahme
(nach Konlee 1999)
Der schon erwähnte Mark Konlee veröffentlichte in seinem Buch ein Rezept zur Einnahme von Medikamenten, das auch bei der Einnahme von Kapseln oder Tabletten mit Olivenblatt-Extrakt geeignet ist. Der Cocktail soll u. a. die Entgiftung der Leber unterstützen.

1. Eine gut gewaschene (unbehandelte) Zitrone vierteln und die ganze Frucht mit Schale und Kernen in einen Mixer geben.
2. Eine Tasse Wasser und einen Esslöffel kalt gepresstes Olivenöl (extra virgin) dazuschütten.

3. Eine Geschmacksverbesserung kann je nach Vorliebe durch die Zugabe von Orangensaft oder einen anderen Saft erreicht werden. (Bei Pilzbefall sollte allerdings auf Fruchtsäfte verzichtet und stattdessen Wasser und ein Süßstoff verwendet werden.)
4. Alle Zutaten eine Minute lang bei hoher Geschwindigkeit mixen.
5. Schließlich das Gemisch durch ein feines Sieb filtern, um den Saft von dem Brei zu trennen. Den Brei gut ausdrücken, dann wegwerfen.
6. Den Saft in zwei oder drei Portionen über den Tag verteilt trinken.
7. Der Cocktail kann dazu verwendet werden, Kapseln oder Tabletten mit Olivenblatt-Extrakt oder andere Medikamente einzunehmen.

Olivenblatt-Extrakt bei Parasitenbefall
(Timothy Ray 1996, nach Walker 1997)

Der Arzt für orientalische Medizin Timothy Ray (Santa Monica, Kalifornien, USA) empfiehlt Olivenblatt-Extrakt insbesondere bei Parasitenbefall: „*Ich lasse meine Patienten zwei Kapseln [Olivenblatt-Extrakt] öffnen und das Pulver in ein Glas Wasser geben. Dazu geben sie fünf bis sieben Tropfen Deuterium-Sulfat*“.

(Das Deuterium-Sulfat – Deuterium = schwerer Wasserstoff = ^{2}H – soll dabei das Eindringen der Wirkstoffe in die menschlichen Zellen begünstigen. Ggf. nur nach Absprache mit einem Heilkundigen.)

Olivenblatt-Tee gegen Stress und bei Menopausen-Beschwerden
(Paracelsus-Schulen 2000)

Auch auf der Homepage der Paracelsus-Schulen lassen sich Informationen zum Olivenblatt abrufen. Darunter befindet sich ein

Rezept gegen Stress und bei Menopausen-Beschwerden: Es sieht vor, dass 20 g Olivenblätter in einem Liter Wasser auf 250 ml eingekocht werden. Der so zubereitete Tee wird über den Tag verteilt getrunken. Die Dauer einer solchen Kur wird mit einer Woche angegeben.

Kaltauszug für Olivenblatt-Tee
(Paracelsus-Schulen 2000)
Eine interessante Alternative zum Aufbrühen von Tee aus Olivenblättern bietet ebenfalls die o. g. Homepage der Paracelsus-Schulen an, nämlich einen Kaltauszug. Dieser lässt sich relativ unkompliziert herstellen, indem man 20–40 g Olivenblätter über Nacht in kaltem Wasser ziehen lässt und morgens kurz erwärmt. Nach dem Filtern kann der Tee dann über den Tag verteilt getrunken werden. Die Dauer einer solchen Kur beträgt drei Wochen und wird nach einer Woche Pause wiederholt.

Olivenblatt-Extrakt fürs Wohlbefinden: Es hat sich viel getan in letzter Zeit

Oft stehen zaghafte Schritte am Anfang einer Entwicklung. Ist der Stein aber erst einmal ins Rollen gekommen, setzt sich ein gutes Prinzip schnell und unaufhaltsam durch. So verhält es sich auch mit der Nutzung des Olivenblatt-Extrakts. Bei Erscheinen der Erstauflage dieses Buches im Jahr 2000 waren im deutschsprachigen Raum kaum entsprechende Produkte erhältlich. Das sieht mittlerweile völlig anders aus. Vor allem die Wellness- und die Kosmetikindustrie entdecken in zunehmendem Maße das enorme Gesundheits- und Wellness-Potenzial der Inhaltsstoffe des Olivenblattes: zur äußeren und zur inneren Anwendung, zur Unterstützung des Wohlbefindens von Geist und Seele.

So brachte kurz nach Erscheinen dieses Buches ein weltweit renommierter Konzern eine Anti-Aging-Pflegecreme (gegen Hautalterung) auf den Markt, die die antioxidativen Eigenschaften des Olivenblatt-Extrakts nutzt. Einen Flop kann sich ein solches Unternehmen verständlicherweise nicht leisten. Deshalb standen intensive wissenschaftliche Untersuchungen vor der Einführung des Produktes. Diese Tatsache belegt die Ernsthaftigkeit, mit der man sich allenthalben mit Olivenblatt-Extrakt beschäftigt.

Andere Unternehmen bieten mittlerweile umfangreiche Produktpaletten auf Basis von Olivenblatt-Extrakt an, teilweise kombiniert mit anderen Wirkstoffen. Sie umfassen neben Cremes auch Öle, Säfte, Tonika (Alkoholextrakte), Konzentrate, Kapseln und Zahncremes. Ja, sogar Nudeln mit Olivenblatt-Extrakt sind erhältlich, als besonderer Genuss für den Gaumen. Alle diese Produkte sind vornehmlich über Online-Shops zu beziehen, sind aber auch im Fachhandel (Apotheken, Drogerien, Reformhäuser und Parfümerien) erhältlich.

An dieser Stelle können keine konkreten Produktempfehlungen ausgesprochen werden. Auch eine komplette Übersicht der erhältlichen Produkte ist unmöglich, da sich das Angebot ständig ändert und vergrößert. Wegen der Kombination mit anderen Wirkstoffen ist ein direkter Vergleich der verschiedenen Artikel ohnehin fast unmöglich. Bei der Auswahl sind nicht zuletzt die individuellen Wünsche und Vorlieben der Verbraucher wichtig und natürlich eine gute Qualität. Fragen Sie deshalb gegebenenfalls direkt bei den Herstellern nach.

Olivenblatt-Extrakt-Produkte speziell für Tiere sind offenbar geplant, aber zur Zeit noch nicht im Handel erhältlich.

Eine ganz besondere Geschenk-Idee ist das Angebot eines Unternehmens, eine Patenschaft über einen Olivenbaum zu übernehmen. Je nach Investition (zwischen 49,– und 199,– Euro) beinhaltet diese Patenschaft ein Eigentumszertifikat, einen Teil des jährlichen Olivenölertrags, ein Namensetikett am Ölbaum und ein individuelles Olivenöletikett.

Nicht nur die Produktvielfalt ist rapide angewachsen. Mit zunehmender Anzahl von Verwendern haben in den letzten Jahren natürlich auch die positiven Erfahrungen zugenommen (vgl. Iming 2005). Das unterstreicht, dass auch heute noch ein Jahrtausende altes Prinzip seine Berechtigung hat.

Zum Schluss

Wenn Sie dieses Büchlein aufmerksam gelesen haben, haben Sie sehr viel über die bisherigen Erfahrungen mit Olivenblatt-Extrakt bei den unterschiedlichsten Erkrankungen gelernt. Ganz bewusst wurden unterschiedlichste Aspekte, nämlich Geschichte, Chemie und Medizin ausgeleuchtet. Dadurch hat jede und jeder Einzelne die Möglichkeit, sich dem Thema von der Seite zu nähern, die ihr oder ihm am meisten liegt. Besonderer Wert wurde auf die Erfahrungsberichte gelegt, die die theoretischen Ausführungen in den einzelnen Kapiteln an alltäglichen Fällen, wie sie uns jederzeit widerfahren können, am besten verständlich machen.

Aber manchmal ließen sich auch wissenschaftliche und sehr komplizierte Zusammenhänge nicht ganz vermeiden. Sollte die Beschreibung dabei nicht immer leicht verständlich sein, bitten wir um Nachsicht. Schreiben Sie uns einfach, was Ihnen zu kurz gekommen ist.

Ziel der Abhandlung ist es, Anregungen zur Auseinandersetzung mit einem Behandlungsprinzip zu geben, das zwar schon vor langer Zeit angewendet, aber in den letzten Jahren erst wieder entdeckt wurde.

Ausschlaggebend dafür, ob sich die Heilmethode mit Olivenblatt-Extrakt durchsetzt, ist aber, dass jede und jeder für sich selbst Erfahrungen damit sammelt – ohne dabei professionelle Hilfe durch Heilkundige außen vor zu lassen.

Auch der VAK ist an Ihren Erfahrungen interessiert; Sie können sie gern an die unten genannte Adresse schreiben.

Sollte Ihre Apotheke Ihnen bei dem Bezug von Olivenblatt-Extrakt nicht weiterhelfen können oder sollten Sie nicht über einen Internet-Anschluss verfügen, so helfen wir Ihnen gern mit

Bezugsquellen weiter. Bitte senden Sie einen ausreichend frankierten Rückumschlag an:

VAK Verlags GmbH
Stichwort „Olivenblatt-Extrakt“
Eschbachstraße 5
D-79199 Kirchzarten bei Freiburg
Tel.: 0 76 61/98 71 50
Internet: www.vakverlag.de

Kleines Glossar

Wir haben uns bemüht, die Fachworte im Text möglichst an Ort und Stelle verständlich zu machen. Hier noch einige Fachworte zum Nachschlagen:

Antibiotikum (Mehrzahl: Antibiotika): Medikament zum Abtöten von Bakterien

Antimykotikum (Mehrzahl: Antimykotika): Medikament zum Abtöten von Pilzen

bakterizid: die Fähigkeit, Bakterien abzutöten

Elenolsäure: ein Spaltprodukt, das nach Aufnahme von Oleuropein in den Körper entsteht und ein breites Wirkspektrum entfaltet

fungizid: die Fähigkeit, Pilze abzutöten

in vitro: im Labor (getestet)

in vivo: im lebenden Organismus (getestet)

Oleuropein: einer der Wirkstoffe in allen Pflanzenteilen der Olive, auch im Olivenblatt

pathogen: krankheitserregend

resistent: eine Bakterien- oder Pilzart, die widerstandsfähig gegen einen gegen sie gerichteten Wirkstoff (Antibiotikum oder Antimykotikum) geworden ist, ist „resistent“ dagegen. Sie hat durch Mutationen eine Resistenz entwickelt.

viruzid: die Fähigkeit, Viren zu vernichten

Literatur

Drei wesentliche Literaturquellen für die vorliegende Abhandlung stellten die unten genannten Arbeiten von Walker, Richardson und Privitera dar. Vor allem der Medizinjournalist Dr. Morton Walker hat sich intensiv mit Olivenblatt-Extrakt befasst und eine Fülle von Informationen zusammengetragen. Darunter befinden sich auch zahlreiche Erfahrungsberichte. Aber auch das Internet wurde als aktuelle Informationsquelle genutzt. Die im Internet gewonnenen Informationen werden nachfolgend mit Angabe der Homepage und dem Abrufdatum zitiert.

Braun, H.: *Arzneipflanzenlexikon.* Stuttgart - New York: Gustav Fischer Verlag 1979

Contact Allergy Research/Nutricology Inc. (Pharmaunternehmen; Homepage-Information unter http://www.arxc.com/olive1.htm, abgerufen am 20.2.2000)

Cruess, W. V., Alsberg C. L.: „The bitter glucoside of the olive"; in: *J. Amer. Chem. Soc.* 56, 2115-2117 (1934)

East Park Research (amerikanisches Pharmaunternehmen; Homepage-Information unter http://www.eastparkresearch.com, abgerufen am 20.2.2000)

Elliot, G. A. et al.: „Preliminary safety studies with calcium elenolate, an antiviral agent"; in: *Antimicrobial Agents and Chemotherapy*, 173-176 (1970)

Europäisches Institut für Lebensmittel und Ernährungswissenschaften e.V.: EU.L.E.n-Spiegel - Ausgaben 7 (1996) und 4 (1998) (Homepage-Information unter http://www.www-promotion.com/user/eulenspiegel/spiegel/alt/96a70910/art1.htm, abgerufen am 21.2.2000 und 18.3.2000)

Future-Nutrition (schweizerisches Pharmaunternehmen; Homepage-Information unter http://www.future-nutrition.com, abgerufen am 20.2.2000)

Gonzalez, M. et al.: „Hypoglycemic activity of olive leaf"; in: *Planta Medica* 58 (6), 513-515 (1992)

Hanbury, Daniel: „The febrifuge properties of the olive"; in: *Provincial Transactions*, 353-354 (1854)

Hirschman, S. Z.: Inactivation of DNA polymerases of Murine Leukaemia viruses by calcium elenolate; in: *Nature New Biology* 238, 277-279 (1972)

Iming, Sophia: *Olivenblattextrakte. Altbewährte Heilmittel in der Praxis*, Dubai: Double-U GmbH / Middle-East Vision, 2005

Juven, B. et al.: Studies on the mechanism of the antimicrobial action of oleuropein; in: *J. Appl. Bact.* 35, 559-567 (1972)

Keep Hope Alive (amerikanische Selbsthilfegruppe für HIV-Positive und AIDS-Patienten; Homepage-Information unter http://www.execpc.com/~keephope, abgerufen am 5.4.2000)

Konlee, M.: *How to Reverse Immune Dysfunction. A Nutrition Manual for HIV, Chronic Fatigue Syndrome, Candidiasis and Other Immune Related Conditions*, West Allis, USA: Keep Hope Alive 1999 (7. Auflage)

Konlee, M.: „Protease inhibitors – Back to Eden“; in: *Positive Health News* 11, 2 (1996).

Museo del Olivio (italienisches Olivenmuseum; Homepage-Information unter http://www.museodellolivo.com/eng/estor1.htm, abgerufen am 20.0.2000)

Onderoglu, S. et al.: „The evaluation of long-term effects of cinnamon bark and olive leaf on toxicity induced by streptozotocin administration to rats“; in: *Journal of Pharmacy and Pharmacology* 51 (11), 1305-1312 (1999)

Panizzi, L. et al: „The constitution of oleuropein, a bitter glucoside of the olive with hypotensive action“; in: *Gazz. Chim. Ital.* 90, 1449-1485 (1960)

Paracelsus-Schulen (Homepage-Information unter http://www.sportheilpraktiker.de/tips/tip_27.html, abgerufen am 20.2.2000)

Petkov, V., Manolov, P.: „Pharmacological analysis of the iridoid oleuropein“; in: *Drug Res.*: 22 (9), 1476-1486 (1972)

Petkov, V.: „Plants with hypotensive, antiatheromatous and coronarodilating action“, in: *American Journal of Chinese Medicine* VII (3), 197-236 (1979)

Privitera, J. R.: *Olive Leaf Extract: A New/ Old Healing Bonanza for Mankind.* Covina, CA, USA: NutriScreen, Inc. 1996 (abrufbar unter http://www.oliveleafextract.com/index.html)

Renis, H. E.: „In vitro antiviral activity of calcium elenolate“, in: *Antimicrobial Agents and Chemotherapy*, 167-172 (1970)

Richardson, J.: *Olive Leaf Extract. Potent Antibacterial, Antiviral and Antifungal Agent*, Pleasant Grove, Utah, USA: Woodland Publishing 1999

Ruiz-Gutierrez, V. et al.: „Oleuropein on lipid and fatty acid composition on rat heart“, in: *Nutrition Research* 15 (1), 37-51 (1995)

Samuelsonn, G.: „The blood pressure lowering factor in leaves of Olea europaea“; in: *Farmacevitisk Revy* 15, 229-239 (1951)

Selbsthilfegruppe für Pilzerkrankungen und chronische Müdigkeit Berlin (Homepage-Information unter http://kunden.www-pool.de/cfs+mcs-berlin, abgerufen am 4.4.2000 und 7.4.2000)

Soret, M. G.: „Antiviral activity of calcium elenolate on parainfluenza infection of hamsters“, in: *Antimicrob. Agents Chemother.*, 160-166 (1970)

Tassou et al.: „Effect of phenolic compounds and oleuropein on the germination of Bacillus cereus T spores“, in: *Biotechnology Applied Biochemistry* 13, 231-237 (1991)

Tassou, C. C., Nychas, G.J.E.: „Inhibition of Staphylococcus aureus by olive phenolics in broth and in a model food system“, in: *Journal of Food Protection* 75 (2), 120-124 (1994)

The Mineral Connection (texanisches Unternehmen; Homepage-Information unter http://www.mineralconnection.com/olivelf3.htm, abgerufen am 5.4.2000)

The SoapBox (ein Kosmetikunternehmen; Homepage-Information unter http://www.soapboxltd.com/oliversandco.html, abgerufen am 20.2.2000)

Visioli, F., Galli, C.: „Oleuropein protects low density lipoprotein from oxidation“, in: *Life Sciences* 55 (24), 1965-1971 (1994)

Walker, M.: *Olive leaf extract*, New York: Kensington Publishing Corp., 1997

Zarzuelo, A. et al.: „Vasodilator effect of olive leaf“, in: *Planta Medica* 57 (5), 417-419 (1991)

Über den Autor

Der Naturwissenschaftler Dr. Josef Pies studierte Biologie und promovierte im Fach Zytologie (Zellbiologie). Seine Doktorarbeit handelte von den Bewegungsabläufen in Zellen, den Lebensbausteinen, die bei der Entstehung und bei der Bekämpfung von Krankheiten (z. B. Immunsystem) eine besonders wichtige Rolle spielen.

Nach Abschluss seines Studiums arbeitete er in der pharmazeutischen Industrie und eignete sich ein umfangreiches medizinisches Wissen an. Insbesondere befasste er sich mit Herz-Kreislauf-Erkrankungen, Hauterkrankungen, Erkrankungen des zentralen und des peripheren Nervensystems und der Atemwege sowie mit Stoffwechselstörungen. Dabei interessierten ihn neben der klassischen Schulmedizin immer auch physiologische Methoden, d. h. Behandlungsansätze, die auf reine Chemie verzichten.

Der Autor hat als Medizinschriftsteller bereits mehrere Bücher und zahlreiche Einzelbeiträge zu speziellen medizinischen und medizinhistorischen Aspekten veröffentlicht. Darüber hinaus schrieb er Drehbücher zu Informationsfilmen über Morbus Parkinson, Fettstoffwechselstörungen und das Hirnorganische Psychosyndrom. Auch zahlreiche Patientenbroschüren zu unterschiedlichen neurologischen Themen, über Fettstoffwechselstörungen, Herz-Kreislauf-Erkrankungen, Raucherentwöhnung und Krebs stammen aus seiner Feder.

Josef Pies:

Immun mit kolloidalem Silber

Wirkung, Anwendung, Erfahrungen

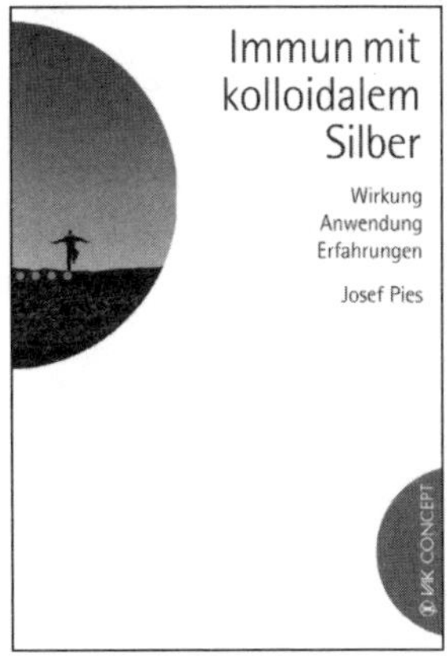

Bis zum Beginn unseres Jahrhunderts hatte kolloidales (= besonders fein verteiltes) Silber eine große medizinische Bedeutung, die seitdem immer stärker in Vergessenheit geriet. Populäres Beispiel: Unsere Urgroßmütter legten eine Silbermünze in Milch, um diese lange frisch zu halten. Heute wird die Wirkung von kolloidalem Silber wiederentdeckt.

112 Seiten, 9 Illustrationen, zahlreiche Tabellen, Paperback (15 x 21,5 cm)
ISBN 3-935767-53-6

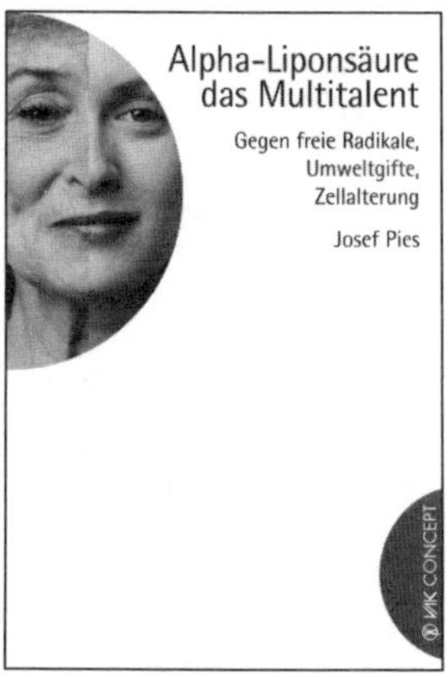

Josef Pies:

Alpha-Liponsäure – das Multitalent

Gegen freie Radikale, Umweltgifte, Zellalterung

Mithilfe des „Radikalenfängers" Alpha-Liponsäure können Sie dem Älterwerden entspannt entgegensehen. Untersuchungen belegen, dass Alpha-Liponsäure vor freien Radikalen schützt und so Krankheiten und dem Alterungsprozess entgegenwirkt: Alpha-Liponsäure kann z.B. Vitamine recyceln und so ihre Wirksamkeit verlängern. Außerdem hat Sie einen positiven Einfluss auf Diabetes und die dadurch bedingten Nervenschäden, Krebs, HIV u. AIDS, Rauchen, Umweltgifte, Zellalterung etc. Mit Selbsttest zur Ermittlung Ihres antioxidativen Profils.

72 Seiten, 11 Abbildungen, Paperback (15 x 21,5 cm)
ISBN 3-935767-29-3

William L. Wolcott, Trish Fahey:

Essen, was mein Körper braucht

Metabolic Typing –
die passende Ernährung für jeden Stoffwechseltyp

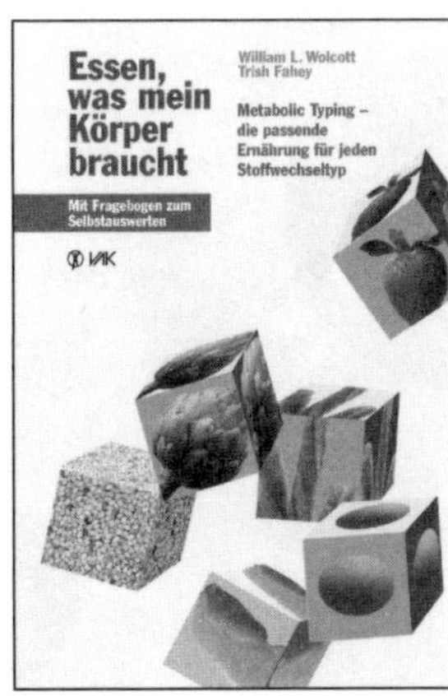

Es gibt viele Ernährungsarten, die Gesundheit und Leistungsfähigkeit versprechen. Und jede hat ihren Platz und funktioniert – nur eben nicht für jeden. Der Grund: Menschen unterscheiden sich in vielen Facetten ihres Stoffwechsels. Was für den einen gesund ist, ist dem anderen abträglich. Diese neue Methode bestimmt die individuellen Facetten des eigenen Stoffwechsel-Typs mit einem Fragebogen zum Selbstauswerten. So kann jeder die Ernährung finden, die ihm entspricht und die ihm gut tut.

302 Seiten, 20 Abb., zahlreiche Tabellen, Hardcover (15 x 21,5 cm)
ISBN 3-935767-08-0

www.vakverlag.de • www.vakverlag.de • www.vakverlag.de